Akib Sheikh

Gestão da prática em odontopediatria

Akib Sheikh

Gestão da prática em odontopediatria

ScienciaScripts

Cover image: www.ingimage.com

This book is a translation from the original published under ISBN 978-3-659-85986-1.

Publisher:
Sciencia Scripts
is a trademark of
Dodo Books Indian Ocean Ltd. and OmniScriptum S.R.L publishing group

120 High Road, East Finchley, London, N2 9ED, United Kingdom
Str. Armeneasca 28/1, office 1, Chisinau MD-2012, Republic of Moldova, Europe
Managing Directors: Ieva Konstantinova, Victoria Ursu
info@omniscriptum.com

Printed at: see last page
ISBN: 978-620-8-36767-1

RECONHECIMENTO

Antes de mais, gostaria de expressar a minha eterna gratidão a DEUS por me ter guiado ao longo da minha vida e por ser o raio de esperança mesmo nos momentos mais negros da vida.
Tenho o privilégio de expressar a minha sincera e sentida gratidão e respeito pela minha orientadora e mentora, a Dra. K. Raksha Ballal, Professora Adjunta de Medicina Dentária Pediátrica e Preventiva. Foi a sua orientação constante, o seu apoio e os seus conselhos oportunos que me ajudaram a concluir esta dissertação. Além disso, ela é também a minha fonte de inspiração e encorajamento, a quem estou profundamente grato pelo seu precioso tempo e preocupação, apesar da sua agenda preenchida. Obrigado, Senhora, pelas oportunidades que me deu durante o curso e tenho a sorte de ser seu aluno.

Gostaria de expressar os meus humildes e sinceros agradecimentos ao Dr. Sharan S Sargod, Professor e HOD, Departamento de Medicina Dentária Pediátrica e Preventiva. Tem sido sempre uma fonte constante de apoio, orientação exemplar, pontos de crítica e conselhos profundos. Estou grato pelas sugestões oportunas e pelas palavras de apreço que me ajudaram ao longo do curso para a conclusão desta dissertação.

É meu privilégio e honra estender o meu respeito, cumprimentos e gratidão ao Dr. Sham S Bhat, Professor Catedrático do Departamento de Medicina Dentária Pediátrica e Preventiva e Reitor da Faculdade de Medicina Dentária, Yenepoya Dental College. A sua orientação, o seu apoio sempre fiável e o seu apreço tornam-me confiante e progressista. Obrigado pela sua orientação e pelos seus valiosos contributos.

Gostaria de expressar a minha sincera e sentida gratidão ao Dr. Sundeep Hegde K, Professor Sénior do Departamento de Medicina Dentária Pediátrica e Preventiva, pelo seu valioso tempo, paciência e conselhos. As suas constantes palavras de encorajamento, a sua orientação abrangente e o seu apoio incansável foram uma grande ajuda ao longo da minha dissertação.

Gostaria de exprimir a minha sincera gratidão ao Dr. Ajay Rao, Professor do Departamento de Medicina Dentária Pediátrica e Preventiva, pelo seu apoio constante, conselhos atempados e orientação abrangente, que me ajudaram imenso ao longo da minha dissertação.

Os meus sinceros agradecimentos à Dra. Reshma Suvvarna, Professora Adjunta do Departamento de Medicina Dentária Pediátrica e Preventiva, pelos seus conselhos e encorajamento.

A minha sincera gratidão ao Dr. Shailesh Shenoy, à Dra. Afreen Shabbir, ao Dr. Shrivya Mahaveeran, à Dra. Nanditha Hegde e à Dra. Preethika Narayani pelos seus conselhos e encorajamento.

Os meus sinceros agradecimentos ao Dr. Laxmikanth Chatra, Diretor da Faculdade de Medicina Dentária de Yenepoya, por nos ter proporcionado um ambiente de aprendizagem confortável que ajudou a revelar o melhor de mim. Ele também tem sido uma fonte constante de inspiração e encorajamento ao longo do curso.
Gostaria de agradecer aos meus colegas de grupo Dr.Lakshmi, Dr.Prithi, Dr.Manisha, Dr.Parvathy e Dr.Shifana por toda a sua ajuda, apoio e palavras de encorajamento.

Gostaria de agradecer a todos os meus superiores, Dr.ª Roanna, Dr.ª Ashwathi, Dr.ª Kavya, Dr. Suhail, Dr. Abhishek, Dr.ª Ejas, Dr.ª Raena, Dr.ª Nipunika, Dr.ª Pooja, Dr.ª Kibriya, Dr.ª Naafisha e Dr.ª Sruthi, pela sua ajuda e apoio na realização desta dissertação.

Os meus sinceros agradecimentos aos meus colegas, Dr. Aishwarya, Dr. Anjali, Dr. Ashmil, Dr. Jahana, Dr. Ashovardhini e Dr. Sanjana, por toda a sua ajuda e apoio na realização desta dissertação.
Gostaria de agradecer a todo o pessoal não docente do departamento pela ajuda e apoio prestados em tempo útil.

Os meus agradecimentos especiais vão para o Dr. Onkar Haridas, dentista pediátrico consultor - Astha Dental Clinic For Children, Pune, Maharashtra, por partilhar as suas valiosas ideias e fotografias da sua clínica dentária de última geração, que foram utilizadas na minha dissertação

Estou profundamente grata à minha família - o meu pai Atik Sheikh, a minha mãe Najma, as minhas irmãs Dr.ª Afreen e Tahreen, as maiores bênçãos da minha vida, pelo seu amor e apoio incondicionais. Os seus encorajamentos intermináveis, as suas orações fervorosas por todos os meus esforços e a sua fé em mim deram-me uma confiança imensa em mim própria e ajudaram-me a ultrapassar todos os obstáculos da vida

Dedico este trabalho a eles, os meus pilares de apoio. Não há palavras para descrever o quanto estou grata aos meus professores mais preciosos e aos meus amigos Dr. Anand, Dra. Heena, Dra. Taniya, Dra. Shipra, Dr. Akhilesh e Pratik por terem acreditado em mim e por me terem apoiado ao longo de toda a jornada da vida. Obrigado pela motivação constante e por estarem presentes em todos os momentos difíceis.

DR. AKIB SHEIKH

TABELA DE ABREVIATURAS

1	AAPD	American Academy of Pediatric Dentistry
2	AGP	Aerosol Generating Procedure
3	AI	Artificial Intelligence
4	ART	Atraumatic Restorative Technique
5	BMWM	Biomedical Waste Management
6	CCLAD	Computer Controlled Local Anesthetic Delivery
7	CEO	Code of Ethics For Dentist
8	DA	Dental Assistant
9	DGPHE	Directorate General of Private Health Establishments
10	DHCP	Dental Healthcare Personnel
11	GIC	Glass Ionomer Cement
12	HMD	Head Mount Display
13	IADT	International Association of Dental Traumatology
14	IHS	Inhalation Sedation
15	MID	Minimal Invasive Dentistry
16	MTA	Mineral Trioxide Aggregate
17	PPE	Personal Protective Equipment
18	RN	Registered Nurse
19	SD	Surgeon Dentist
20	SDF	Silver Diamine Fluroide
21	SHCN	Children With Special Health Care
22	USDA	U.S. Department of Agriculture
23	VR	Virtual Reality

Índice

INTRODUÇÃO

Por vezes, pensa-se que o sucesso de um dentista, com segurança financeira, é o resultado ilusório da gestão adequada dos aspectos comerciais de uma clínica dentária. O profissional de hoje deve ser clinicamente astuto e conhecedor das necessidades e exigências dos consumidores, dos regulamentos governamentais e dos aspectos da medicina dentária relacionados com a participação de terceiros que não são frequentemente abordados no contexto clínico da faculdade de medicina dentária.

A medicina dentária pediátrica, com os seus muitos desafios extraordinários, pode por vezes ser o serviço de saúde oral mais negligenciado pelo médico de família. Assim, muitas das complicações orais tão comuns na população adulta de hoje são o resultado de os objectivos finais dos cuidados dentários na infância nunca terem sido concebidos ou alcançados. Quando o dentista assume a responsabilidade de cuidar do paciente infantil, está em posição de orientar e melhorar a saúde oral do paciente durante toda a vida. Certamente, devem ser dedicados tempo e esforços extraordinários a estes jovens membros da unidade familiar, se se pretende atingir os objectivos para o doente e para o dentista. O compromisso do médico dentista de ser responsável pelas suas próprias necessidades e pelas dos seus pacientes requer um equilíbrio necessário, cuidadosamente considerado, de modo a continuar a atingir patamares mais elevados de sucesso.

O dentista deve manter um equilíbrio entre os cuidados prestados aos pacientes e os requisitos comerciais, mantendo as responsabilidades morais, éticas, legais e profissionais numa perspetiva adequada. Ao mesmo tempo que mantém este equilíbrio, o dentista deve proporcionar um local onde as crianças se possam sentir seguras, amadas e bem tratadas: onde os pais possam ser informados sobre como ajudar os seus filhos a ter uma boa saúde oral para toda a vida; onde os funcionários saibam que são parte integrante do consultório, que são importantes e apreciados e que as suas opiniões contam: onde outros profissionais e prestadores de cuidados de saúde se sintam à vontade para encaminhar pacientes ou telefonar para o consultório para obter informações; onde a comunidade como um todo conheça, respeite e aprecie o consultório; e onde possam ser feitas alterações em qualquer área necessária e onde ideias e métodos novos, melhores e inovadores possam ser aprovados e implementados.

De facto, a gestão do consultório deve incluir a criação de um consultório eficiente, com um baixo nível de stress e onde exista uma comunicação aberta entre o pessoal e os pacientes. Com uma moral positiva no consultório, harmonia entre a equipa, pacientes satisfeitos e uma base financeira sólida, o dentista pode fornecer aos pacientes o mais alto nível de cuidados. O objetivo da gestão da clínica é desenvolver competências de gestão empresarial que permitam ao dentista desfrutar de uma boa medicina dentária com uma equipa harmoniosa, resultando em pacientes satisfeitos e num bom rendimento.

A prática dentária moderna exige muito mais do que competências clínicas. O consultório dentário pediátrico também deve ter lucro para sobreviver, como qualquer outra empresa. Por conseguinte, uma clínica deve aderir a princípios empresariais sólidos. Infelizmente, a maioria das escolas de medicina dentária no subcontinente não tem a gestão da clínica como disciplina obrigatória no programa de estudos. Embora a gestão da clínica seja mencionada como uma componente do programa de estudos, não é ensinada de forma generalizada nas escolas de medicina dentária. Um estudante de medicina dentária não recebe formação sobre liderança, gestão de pessoas e competências de comunicação, delegação, aspectos financeiros de empréstimos e investimentos, etc. Como esta transição acontece de repente, sem muita formação nos vários aspectos da prática privada, um estudante de medicina dentária médio cria um consultório para a região e pratica para a sua vida com muitas dúvidas em mente e sem muita satisfação pessoal. Os poucos dentistas de sucesso que avançaram e deixaram uma marca no sector são os que tiveram a capacidade de aprender, adaptar-se e incorporar novos princípios empresariais na sua prática. Alcançaram maiores alturas através da sua excelente combinação de competências clínicas, de comunicação e de gestão de pessoas. Todos os estudantes devem ser treinados para esta transição de estudante de medicina dentária para um profissional de sucesso.

REVISÃO DA LITERATURA

1. Trophimus Gnanabagyan Jayakaran, C. Vishnu Rekha, Sankar Annamalai, Parisa Norouzi Baghkomeh e D. Ditto Sharmin (2017) tiveram como objetivo determinar as preferências das crianças numa clínica dentária, de modo a reduzir a ansiedade durante os procedimentos dentários, e concluíram que um grande número de crianças preferia ouvir rimas e ver desenhos animados durante o tratamento dentário. Também preferiam as paredes pintadas com desenhos animados, a cadeira dentária cheia de brinquedos, um ambiente perfumado e a presença dos pais durante o tratamento, o que reduziria a ansiedade das crianças e melhoraria a qualidade dos cuidados de saúde
2. N Umamaheshwari , Sharath Asokan, Thanga S Kumaran (2013) avaliaram a associação entre a cor e as emoções das crianças num consultório dentário pediátrico e concluíram que a utilização de cores amigas das crianças, como o amarelo e o azul, no local de trabalho dentário poderia reforçar uma atitude dentária positiva na mente da criança.
3. A Panda ,I Garg, M Shah (2015) tinham como objetivo determinar as preferências das crianças relativamente à área de espera dos dentistas, de modo a melhorar a sua experiência de espera e reduzir a sua ansiedade pré-operatória antes de uma consulta dentária, tendo concluído que preferiam luz natural e paredes com imagens. Preferiam olhar para um aquário ou para uma televisão e sentar-se em pufes e cadeiras e também preferiam plantas e cartazes sobre higiene oral, o que tornará as crianças confortáveis no ambiente dentário e melhorará a prestação de cuidados de saúde.
4. Ana de Lourdes Sá de LIRA, Bruna Mouzinho 2018 teve como objetivo comparar o marketing digital com outras estratégias de marketing na odontologia e concluiu que o marketing digital tem se mostrado de grande importância no mercado de serviços odontológicos.
5. Sharma et al. (2018) e a Organização Mundial de Saúde [OMS] (2019) explicaram que a PCI inclui a abordagem científica, para além de todas as etapas e medidas práticas empreendidas para prevenir e conter a propagação de doenças transmissíveis.
6. Mahesh Chandra e Priya Bhat (2023) descreveram as diretrizes mais recentes em matéria de gestão de resíduos biomédicos e concluíram que a gestão de resíduos biomédicos deve ser um esforço conjunto de equipa com apoio governamental dedicado, boas práticas da BMW seguidas tanto pelos profissionais de saúde como pelas unidades de saúde.
7. V Sudhakar & Chandrashekar Janakiram 2008 tinham como objetivo obter

informações sobre os conhecimentos, a atitude e as práticas dos dentistas privados em matéria de eliminação de resíduos de cuidados de saúde e concluíram que havia falta de agências de serviços de gestão de resíduos e também falta de conhecimentos sobre a gestão de resíduos.

8. Veena Benakatti & Hema Kanathila 2018 analisaram a gestão de resíduos biomédicos em consultórios dentários e concluíram queA eliminação incorrecta de resíduos biomédicos em espaços abertos e massas de água conduz à propagação de doenças perigosas. As práticas clínicas na medicina dentária moderna têm um cuidado extremo com a eliminação segura dos resíduos dentários, a fim de salvaguardar os profissionais de saúde e o ambiente natural. Se estes resíduos nocivos não forem devidamente eliminados, podem afetar não só as pessoas em contacto com eles, mas também poluir o ambiente.

9. Abhimanyu Sharma, Sneha Sekhsaria, Rajni Khatri*, Lokesh Chandra, Sonal Mishra 2021 analisaram a gestão dos resíduos biomédicos nas clínicas dentárias durante a pandemia de Covid-19 e concluíram que a sensibilização, a aplicação e a utilização do serviço prestado pelo nosso governo em matéria de gestão dos resíduos biomédicos são adequadas.

10. N Surya Vamshi et al. (2021) tiveram como objetivo focar as várias mudanças revolucionárias na odontopediatria e as suas aplicações clínicas e concluíram que As tendências futuras na prática da odontopediatria requerem uma revisão aprofundada de todo o espetro da especialidade, desde o nível básico de graduação e pós-graduação até à prática clínica da pedodontia.

11. Longkuan Ran et al (2021) realizaram um estudo para medir o papel da distração da RV na gestão do comportamento em procedimentos dentários de curta duração em crianças e concluíram que a utilização da RV reduziu significativamente a ansiedade e a dor das crianças e a duração do procedimento dentário e melhorou a adesão das crianças que foram submetidas a procedimentos dentários de curta duração sem reação adversa.

12. Barbara Atzori et al (2018) têm como objetivo avaliar a viabilidade e a eficácia da realidade virtual imersiva como técnica de analgesia de distração da atenção para a gestão da dor em crianças e adolescentes submetidos a procedimentos dentários dolorosos e concluíram que a viabilidade da utilização de RV imersiva e interactiva para distrair os pacientes pediátricos dentários e aumentar a diversão das crianças durante os procedimentos dentários.

13. Andrea Cunningham et al (2021), numa revisão sistemática da utilização da realidade virtual ou de aplicações dentárias para smartphones como intervenções para a gestão da ansiedade dentária pediátrica, concluíram que a RV é uma ferramenta promissora que, até à data, tem sido subutilizada na medicina dentária. São necessários estudos clínicos de alta qualidade para avaliar a utilização da RV pré-operatória e de aplicações para smartphones para preparar os pacientes para exames e procedimentos dentários sob anestesia local ou geral.

COMO COMEÇOU: HISTÓRIA

A história da medicina dentária pediátrica, tal como a conhecemos atualmente, é geralmente considerada como tendo começado na última parte do século XIX. No entanto, em 1743, Robert Bunon publicou o seu livro Essay sur les Maladies des Dentes (Ensaio sobre as Doenças dos Dentes), onde, pela primeira vez, discutiu em pormenor os problemas dentários durante a infância. Bunon enfatizou a relação entre a dieta e a saúde da mãe grávida e a mineralização dos dentes da criança. Estudou também a influência das doenças infecciosas no desenvolvimento dentário e descreveu os princípios da extração em série. A importância dos bons hábitos alimentares para a prevenção das doenças dentárias foi repetidamente sublinhada no seu livro. Robert Bunon merece, com razão, o título de "o pai da medicina dentária infantil".

Um dos primeiros dentistas que se dedicou a prestar cuidados dentários regulares a crianças foi John Greenwood, que exerceu a sua atividade em Nova Iorque na década de 1780. Anunciou um preço reduzido para as crianças que se inscrevessem num tratamento dentário regular. Sabe-se também que, por volta de 1800, C. F. A primeira proposta conhecida de um programa de cuidados dentários regulares para crianças foi apresentada em 1851 por A-F. Talma, dentista do rei Leopoldo 1 da Bélgica, e baseava-se no exame regular de todas as crianças entre os 5 e os 12 anos de idade. Foram propostos programas semelhantes em muitos outros países.

A primeira clínica dentária municipal para crianças foi aberta em Estrasburgo em 1902, sob a direção do dinamarquês Ernst Jessen. Esta primeira clínica dentária escolar tornou-se um modelo para o desenvolvimento de clínicas dentárias para crianças em vários países.

Evolução da pedodontia na Índia

1920 - Calcutta Dental College and Hospital: 1ª faculdade de medicina dentária criada por

Dr. Rafiuddin Ahmed

1950 - É introduzida a pedodontia: A Faculdade de Medicina Dentária do Governo de Amritsar inicia a pedodontia como uma especialidade e não como uma especialidade independente (uma ou duas perguntas em dentisteria operatória) Mais tarde - Secção "B" em ortodontia

1978 - Pedodontia para alunos de licenciatura: A pedodontia foi introduzida como uma especialidade no currículo de graduação

1979 - Sociedade Indiana de Pedodontia e Odontologia Preventiva: A Associação de Pedodontistas Indianos realiza a 1ª conferência. O Dr. BR Vacher é nomeado o "Pai de Pedodontia na Índia"

1982 - Afiliado à IADC: A Sociedade Indiana de Pedodontia e Odontologia Preventiva torna-se membro afiliado da IADC (Academia Internacional de Odontologia para Crianças)

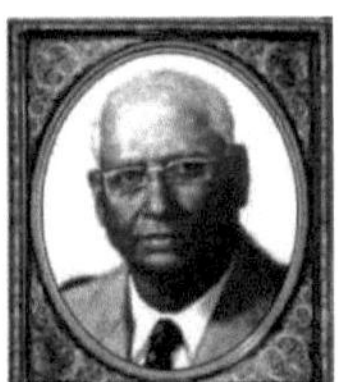

Dr. Rafiuddin Ahmed

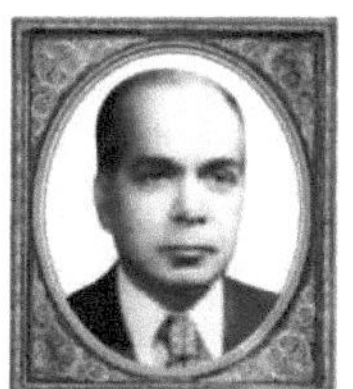

Dr. BR Vacher

ÂMBITO DA ODONTOPEDIATRIA

A odontopediatria engloba todos os aspectos dos cuidados de saúde oral de crianças e adolescentes. Baseia-se nos conhecimentos básicos de várias ciências odontológicas, médicas e comportamentais que são aplicados à situação única da criança e do adolescente em desenvolvimento. A adoção de medidas preventivas na primeira infância permite preservar os dentes sãos e manter a saúde oral. A odontopediatria também inclui o tratamento e o diagnóstico precoce de doenças e condições orais encontradas na boca da criança e do adolescente, incluindo cáries, abcessos periodontais e defeitos de mineralização, etc. Inquestionavelmente, a odontopediatria é uma ciência integrada de todas as especialidades dentárias. Para ser capaz de lidar com a maioria das necessidades de uma criança, um dentista tem de conhecer todas as técnicas preventivas, incluindo terapia pulpar, instrumentação, restauração de dentes, materiais dentários, cirurgia oral, ortodontia preventiva e interceptiva. Para além disso, deve estar bem familiarizado com todos os parâmetros da medicina e psicologia pediátricas.

O dentista que quer dominar a arte da dentisteria infantil tem de saber quando transformar os seus conhecimentos de outros ramos e modificar o tratamento de acordo com as necessidades da criança.

Como tal, a criança está continuamente a sofrer alterações dinâmicas, enquanto o adulto é comparativamente constante. Um pedodontista tem também o privilégio de ser a primeira pessoa a diagnosticar os primeiros sinais de qualquer doença sistémica, que se manifestam mais frequentemente na cavidade oral de uma criança do que nos adultos.

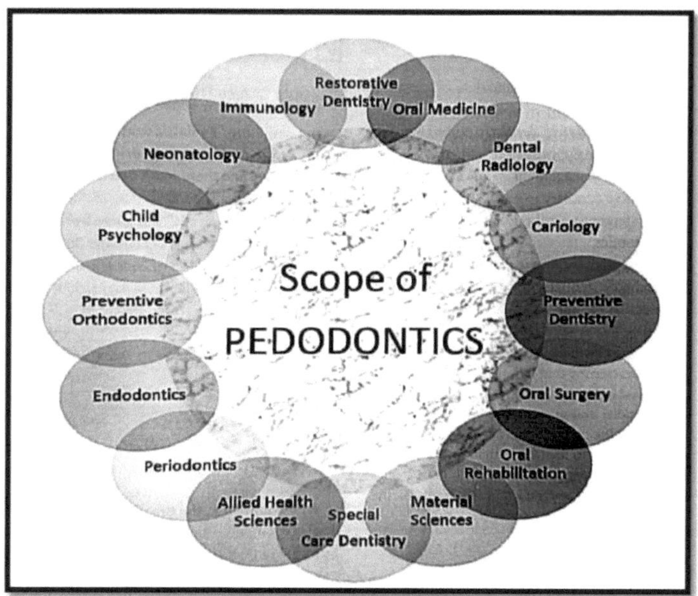

Figura 1: Âmbito da Pedodontia

Vantagens de um consultório dentário pediátrico exclusivo

A seguir, são enumeradas as várias vantagens de um consultório dentário pediátrico exclusivo:

- As crianças tendem a ter vários problemas dentários (como vários dentes cariados).
- As crianças com um único dente cariado são pouco frequentes.
- Quando a criança está satisfeita com o seu dentista pediátrico, não prefere ser levada a outro dentista.
- Existe uma enorme margem de manobra para a medicina dentária preventiva na odontopediatria.
- Um grupo etário específico é abrangido pelo dentista pediátrico, o que não é o caso de outros ramos da medicina dentária.
- As crianças com cáries precoces estão a aumentar mesmo nos países desenvolvidos.
- A reabilitação de toda a boca sob anestesia geral é apenas do domínio dos dentistas pediátricos.

- A maioria dos pacientes mais jovens acabam por ser futuros pacientes de ortodontia do mesmo consultório

Casa do dentista

Um lar dentário é a relação contínua entre o dentista e o paciente, incluindo todos os aspectos dos cuidados de saúde oral prestados de uma forma segura, culturalmente sensível, individualizada, abrangente, contínua, acessível, coordenada, compassiva e centrada no paciente e na família, independentemente da raça, etnia, religião, identidade sexual ou de género, estado clínico, estrutura familiar ou circunstâncias financeiras. O lar dentário deve ser estabelecido o mais tardar aos 12 meses de idade para ajudar as crianças e as suas famílias a instituir uma vida inteira de saúde oral óptima.

O estabelecimento do domicílio dentário é iniciado pela identificação e interação destes indivíduos, resultando numa maior consciência de todas as questões que afectam a saúde oral do paciente. A interação da equipa dentária com programas de intervenção precoce, programas de educação e cuidados infantis, escolas, membros das comunidades médica e dentária e outras agências comunitárias públicas e privadas pode ajudar a garantir a sensibilização para questões de saúde oral específicas da idade e o estabelecimento e manutenção de um domicílio dentário para todos os bebés, crianças, adolescentes e pessoas com necessidades especiais de cuidados de saúde.

O conceito de domicílio dentário deriva da declaração de política da Academia Americana de Pediatria (AAP) de 1992 que define o domicílio médico. Os cuidados de saúde prestados num ambiente médico domiciliário centrado no paciente demonstraram ser mais eficazes e menos dispendiosos em comparação com as instalações de cuidados de emergência ou os hospitais. Os cuidados centrados na família foram identificados pela AAP como uma caraterística importante de um domicílio médico eficaz, uma vez que a família é a principal fonte de força e apoio para a criança. As abordagens centradas no paciente e na família promovem resultados de saúde mais positivos. Existem fortes provas clínicas da eficácia dos cuidados dentários profissionais precoces complementados com avaliações do risco de cárie e do risco periodontal, orientação antecipada e supervisão periódica.

A criação de um domicílio dentário segue o modelo de domicílio médico como uma medida rentável para reduzir os encargos financeiros e diminuir o número de procedimentos de tratamento dentário experimentados por crianças pequenas e serve como uma alternativa de cuidados de saúde de maior qualidade em situações de emergência orofacial. As crianças que têm um lar dentário têm maior probabilidade de receber cuidados de saúde oral preventivos e de rotina individualizados, melhorando assim os conhecimentos e as práticas de saúde oral das famílias, especialmente em crianças com elevado risco de cáries na primeira infância. Foi recomendada a referenciação pelo médico de cuidados primários ou pelo prestador de cuidados de saúde, com base na avaliação de risco, logo aos seis meses de idade e, o mais tardar, aos 12 meses de idade. Isto proporciona oportunidades cruciais para implementar práticas de saúde preventivas e reduzir o risco da criança de doenças dentárias/orais evitáveis. A periodicidade da nova nomeação também se baseia numa avaliação de risco.

Os cuidados dirigidos pelo dentista são fundamentais para o modelo de lar dentário. O dentista efectua o exame, diagnostica as condições orais e estabelece um plano de tratamento que inclui serviços preventivos individualizados, e todos os serviços são prestados sob a supervisão do dentista. O modelo de prestação de cuidados dentários ao domicílio implica a supervisão direta (ou seja, a presença física durante a prestação de cuidados) do pessoal dentário auxiliar pelo dentista. O pessoal dentário aliado (por exemplo, higienista dentário, assistente/auxiliar dentário de função alargada, assistente dentário) trabalha sob a supervisão direta do dentista para aumentar a produtividade e a eficiência, preservando simultaneamente a qualidade dos cuidados. Dependendo das regulamentações estatais, este modelo também pode permitir a prestação de serviços de educação preventiva em saúde oral e de serviços preventivos de saúde oral por pessoal dentário aliado sob supervisão geral (ou seja, sem a presença do dentista supervisor na instalação de tratamento) após o exame, o diagnóstico e o plano de tratamento do dentista supervisor licenciado. Além disso, a equipa dentária pode ser alargada para incluir auxiliares que vão à comunidade para fornecer educação e coordenação dos serviços de saúde oral. A utilização de pessoal aliado para melhorar a literacia em saúde oral pode diminuir o risco de doenças orais dos indivíduos e mitigar a necessidade posterior de serviços terapêuticos mais extensos e dispendiosos

Abordagem interdisciplinar:

Um dos principais objectivos de um dentista pediátrico é assegurar que as crianças usufruem dos benefícios de uma saúde oral, mental e geral adequada. Por conseguinte, os dentistas pediátricos devem ajudar a melhorar a saúde geral das crianças, organizando a comunicação com outras especialidades médicas/dentárias como a ortodontia, a craniofacial, a pediatria, a otorrinolaringologia, a anestesia, a fala e a audição, etc. Trabalhando em conjunto, os odontopediatras podem reforçar os esforços uns dos outros para prestar excelentes cuidados orais às crianças

A prática dentária e médica requer frequentemente uma abordagem interdisciplinar que integre os conhecimentos, as competências e a experiência de todas as disciplinas da medicina dentária, da medicina e dos seus domínios associados num tratamento abrangente para maximizar os resultados. Os avanços científicos e tecnológicos rápidos e abrangentes tornaram difícil para os dentistas e médicos manterem-se actualizados nos seus domínios; assim, para diminuir a frustração dos profissionais e aumentar os benefícios para os pacientes, e para prestar cuidados abrangentes do ponto de vista do domicílio dos dentistas, a abordagem interdisciplinar tornou-se essencial. Os últimos avanços nas técnicas e materiais dentários, na tecnologia médica e na farmacologia são de extrema ajuda. A comunicação e a cooperação dos membros da equipa entre si e com o doente e os seus tutores são muito benéficas.

Anteriormente, a odontopediatria prestava apenas cuidados dentários terapêuticos a crianças e adolescentes. Atualmente, a odontopediatria é um dos campos interdisciplinares mais significativos da medicina dentária, que se cruza com várias áreas. Para além da medicina dentária de adultos, como a ortodontia, a cirurgia oral e maxilofacial, a dor orofacial e os problemas da articulação temporo-mandibular (ATM), outras áreas, como a saúde pública, a medicina dentária preventiva, a medicina dentária de cuidados especiais de crianças com deficiências e crianças medicamente comprometidas, estão a juntar-se ao campo da medicina dentária pediátrica. Enquanto as equipas interdisciplinares são constituídas por várias disciplinas que trabalham em colaboração para um objetivo comum, as equipas multidisciplinares envolvem membros da equipa que trabalham de forma independente para criar planos específicos para a sua disciplina. Embora estes planos possam ser executados simultaneamente, isso é feito sem ter em conta a sua interação.

Por conseguinte, são necessárias intervenções modernas baseadas em provas para adotar esta abordagem interdisciplinar em vez da abordagem multidisciplinar.

CONCEPÇÃO DE INTERIORES DE CLÍNICA DENTÁRIA PEDIÁTRICA

A medicina dentária para crianças não é diferente, mas difícil, da que é praticada para adultos, devido ao facto conhecido de que as crianças não são apenas adultos em miniatura. Talvez seja o mais necessário e, no entanto, o mais negligenciado de todos os serviços prestados pelo dentista. É negligenciado talvez devido ao desconhecimento e indiferença em relação aos conceitos mais recentes dos dias actuais da Odontopediatria. Muitos factores podem influenciar o comportamento das crianças no consultório dentário. O medo é uma resposta emocional a uma ameaça ou perigo conscientemente reconhecido e normalmente externo.[1] É uma resposta primitiva desenvolvida para proteger o indivíduo de danos e da auto-destruição. O medo objetivo é um tipo de medo adquirido objetivamente ou produzido por estimulação física direta dos órgãos dos sentidos (visto, sentido, cheirado ou contactado), mas não de origem parental, de natureza desagradável e desagradável. O medo diminui o limiar da dor, de modo que qualquer dor produzida durante o tratamento dentário se torna mais intensa. O triângulo pedodôntico foi introduzido pela primeira vez em 1975, na primeira edição de Behavior Management in Dentistry for Children. A evolução do conceito do recém-nomeado triângulo de tratamento em Odontopediatria (Figura 1), até certo ponto, forneceu a estrutura para todo este volume. Salienta-se que não é possível ver nenhum dos vértices deste triângulo isoladamente; cada um deles está inter-relacionado.[2]

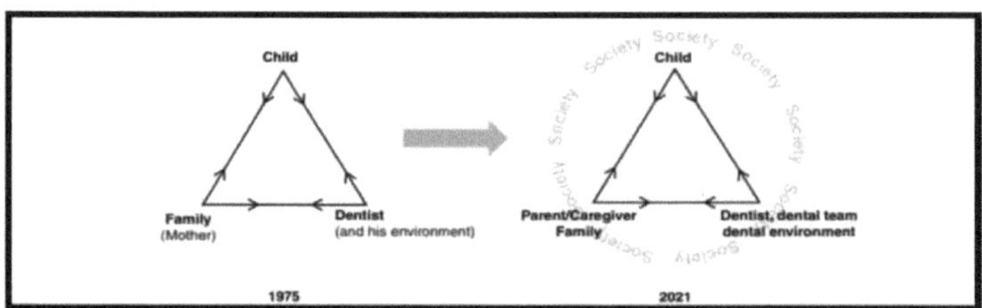

Figura 2: O triângulo do tratamento em Odontopediatria

As setas no final das linhas indicam que a comunicação é recíproca. O tratamento dentário do doente infantil é influenciado pelo ambiente dentário. O ambiente do consultório dentário deve ser acolhedor e dar uma sensação de lar. O ambiente deve ser suficientemente agradável para aliviar a ansiedade das crianças relativamente à situação dentária.

O bloco operatório deve ser concebido de modo a minimizar os estímulos visuais potencialmente negativos. Quanto menos se parecer com uma clínica, menor será a probabilidade de o aspeto físico do consultório aumentar os níveis de ansiedade.

Uma boa clínica dentária para o tratamento de crianças deve cumprir os seguintes critérios

- Facilmente acessível e com bom estacionamento.
- Ambiente atrativo e confortável, concebido tanto para a criança como para o seu cuidador.
- Consideração da faixa etária das pessoas que utilizam as instalações.
- Área de receção, área de espera com salas de descanso, área de recreio para crianças, sala de aconselhamento/educação e um consultório dentário totalmente equipado.
- Equipa que inclui pedodontista, rececionista, assistente de cadeira, higienista dentário, técnico dentário, etc.
- A decoração da receção deve ser agradável. As cores neutras, como o bege ou o azul para a decoração das paredes, promovem uma sensação de tranquilidade e permitem a utilização de acessórios coloridos.
- Aquário ou televisão na receção ou na área de tratamento como fonte de distração e entretenimento. Música suave e abafada na receção e na zona operatória.
- Os cenários, os cartazes com rimas infantis e as boas maneiras são acolhedores e dissipam os medos.
- Objectos de interesse para crianças de todas as idades na receção e na área de jogos.
- Revistas e livros de interesse tanto para as crianças como para os pais ou avós que as acompanham.
- Material de educação preventiva e literatura na sala de educação/aconselhamento.
- O papel do rececionista e o papel do assistente de cadeira devem ser claramente definidos.
- Devem ser seguidas medidas eficazes de controlo das infecções.
- Manutenção dos registos dos doentes de forma adequada para revisão futura

Children like	*Children may not like*
Playful environment	Clinic, hospital environment
Fresh, bright and bold colors like red, yellow, orange	Dull, wooden, tiled walls; gray, black, brown colors
Open spaces to move around	Restricted seating position
Being received with smile on faces who meet them, being called with names	Being unnoticed, ignored or if not greeted well
To touch, feel and play with objects	Asked not to touch here and there
Humor, compliments, praise, positive comparisons	Criticism, verbal ridicule, negative comparisons
Being termed as 'grown-ups' (big boys/girls)	Being termed 'small', immature, young
Shake-hands, patting on back, giving claps	Too little or too much of physical closeness
Eye-to-eye contact while talking	Indirect talks
Cartoon films, magic shows, advertisements on TV	News, serials, films, other TV-programs
Talking about games, friends, school, TV-programs, movies, etc. Listening to stories, answering puzzles	Talking otherwise or related to dentistry
'I' message type communications such as "I like children who listen to me carefully and follow my instructions"; "I like children who do not move hands while I am working"	Communication styles such as "why do not you stop crying and listen to me" or "do not move your hands when I am working"
To be in a 'comfort zone'; e.g. a comfortable child engages himself in watching cartoon film while the dentist is treating him/her (and also follows all instructions like keeping mouth open, rinsing with water)	Too many instructions, orders, suggestions; too many distractions
To win prizes, rewards, stars	Being actually punished or verbally ridiculed (criticize the behavior and not the person)
Friendly gestures, simple attire of doctor/staff	Staff attire—apron, mask, gloves, caps, eye-shields
Dental chair moving up/down, ease of getting in and out of it, spittoon, tumbler operations, light buttons	Dental chair moving backward, too bright light, too many arms (of instrument tray, X-ray), too many noises (compressor, air-rotor drill, ultrasonic cleaner, suction)
Instrument tray with minimum things on it; only 1 to 2 mouth mirrors for initial examination	Tray loaded with sharp instruments—needles, RC-instruments, burs, scaler tips, being shown a needle while injecting
Simple words (see the list of euphemisms)	Words like pain, blood, injections, drill, pulling out teeth
Attention, quick and graceful approach to work	Too long appointments, too long waiting time, made to sit for long without interaction
Honest, clear and simple talks; for example, being told that to clean the tooth, you need to put medicine near it to put it to sleep. It may pain only as much as an ant/mosquito-bite	Cheating; for example, being told that he/she would not get pain at all before receiving injection (and actually experiencing it)

Tabela 1: Lista de gostos e desgostos de uma criança em relação a uma clínica dentária

Ambiente de consultório dentário

O ambiente da clínica dentária é um fator de criação de medo objetivo no doente infantil. A visão de agulhas, instrumentos afiados, cheiro de eugenol e álcool podem criar um comportamento negativo nas crianças. O ambiente da clínica dentária deve ser agradável; o objetivo principal é que a clínica dentária pediátrica não se pareça com um hospital. As cores das paredes devem ser vivas e agradáveis para as crianças. Deve ser animado com posters e brinquedos. É necessária uma sala de espera separada que contenha televisão, jogos de vídeo, brinquedos e livros de banda desenhada. Criar um ambiente não hospitalar.

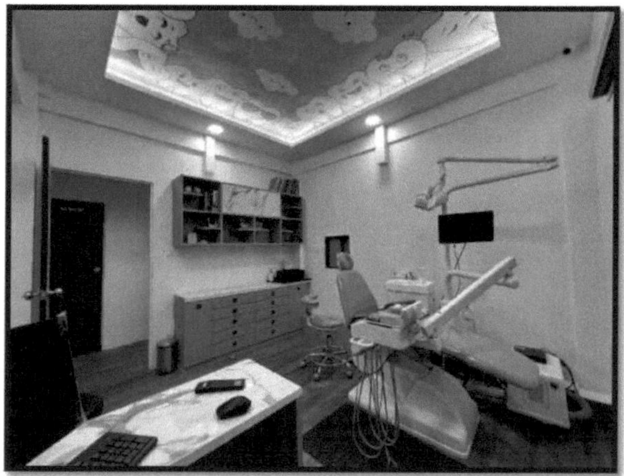

Figura 3: Operatório de uma clínica dentária pediátrica com ecrã inteligente

Conceção da clínica dentária pediátrica

A conceção da clínica dentária pediátrica é feita de forma a que as crianças se possam sentir seguras, amadas e bem cuidadas. Os pais podem ser informados sobre os seus filhos. O pessoal deve saber que é parte integrante da clínica. Há certos factores a considerar antes de montar uma clínica dentária. Os factores são o estatuto social e económico da zona, os meios de transporte e de estacionamento, o acesso às escolas e às zonas residenciais.

Para tornar a clínica dentária amiga das crianças, devem ser considerados determinados factores:

- Disponibilização de espaço
- Papel da área de jogo
- Zona de espera
- Aquário
- Receção na receção
- Vestuário e apresentação do pessoal da clínica
- Sala de educação sanitária
- Cores, cheiros e sons
- Meios audiovisuais para entretenimento

- <u>**Disponibilização de espaço**</u>

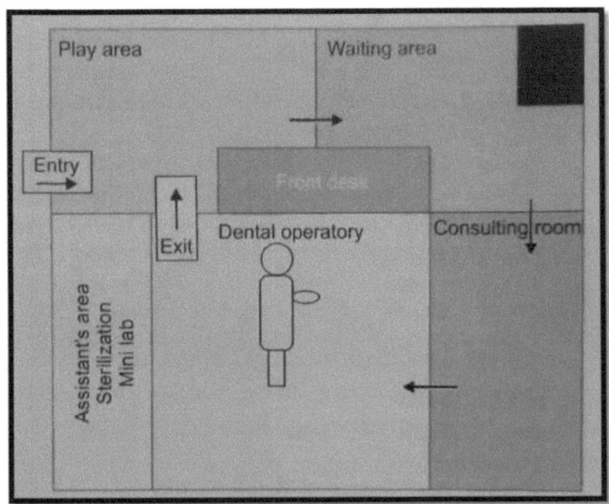

Figura 4: Conceção da clínica dentária pediátrica

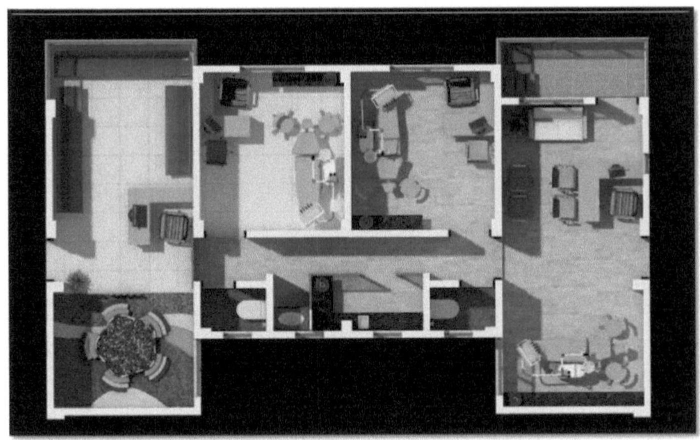

Figura 5: Vista 3D da clínica dentária pediátrica

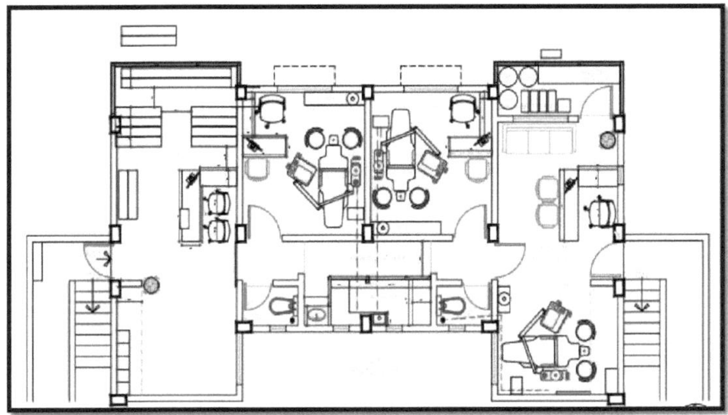

Figura 6: Impressão do esquema da clínica dentária pediátrica

As crianças precisam de espaços vazios livres, pois não se sentam num só lugar. Por conseguinte, é necessário prever espaços vazios.

A melhoria do acesso aos cuidados de saúde oral para as pessoas privadas dos serviços necessários deve ser uma grande preocupação para a profissão de dentista. Grandes segmentos da população não têm acesso a cuidados dentários. As crianças com necessidades especiais de cuidados de saúde (SHCN), tais como as que sofrem de doenças crónicas, as que não podem sair de casa e as que têm deficiências de desenvolvimento e perturbações emocionais, inserem-se neste grupo.

No consultório dentário, as portas devem ser 10 cm mais largas do que o normal. Na suite dentária, onde o espaço de circulação no chão é escasso, a passagem do corredor na área do consultório deve ser planeada com as dimensões mostradas na Figura 7.[3] O espaço necessário para virar a cadeira de rodas e o espaço superior por baixo do mobiliário e dos acessórios podem ser mais facilmente acomodados se um consultório for especificamente concebido com uma cadeira dentária móvel, uma unidade de controlo de instrumentos e um sistema de sucção. O equipamento móvel deve aumentar a oportunidade de a cadeira de rodas do doente ser recuada para dentro do bloco operatório, reduzindo assim a necessidade de mais espaço para virar a cadeira de rodas. Se possível, é desejável um raio de viragem mais amplo para acomodar as extensões e adaptações da cadeira de rodas que são necessárias para algumas pessoas. As cadeiras dentárias devem ser ajustáveis em altura para se adaptarem a diferentes modelos de cadeiras de rodas.

Accessibility Guidelines

External/Internal Building Features	Gradient	Length	Width	Surface, Other Specifics
Parking space	1:50 max slope	Standard	Auto: 96 inches Van: 144 inches	Nonskid, paved, sign-posted, adjacent to walkway
Walkway	1:12 max slope	Not applicable	36 inches	Nonskid, no obstructions, overhangs, smooth
Passenger loading zone	Flat	20 feet	60 inches	Same as above
Curb ramps	1:12 max slope		36 inches	Nonskid, side flair <1:10 slope
Door	5-foot entrance and exit platform area	Standard	32-inch minimum; preferably 36 inches	Away from prevailing winds, lever with 10-lb pull, auto-assisted door available, kick plate
Interior ramp	1:20 max slope	72-inch minimum length if rise >6 inches	36 inches	Nonskid, handrails
Wheelchair lift	Bilevel	8-foot max drop	36 × 48 inches	Nonskid, dependent on specific chair
Corridor		Standard	48 inches/64 inches	New facility, no obstacles
Flooring	Flat, firm carpet	Not applicable	½-inch maximum thickness	No doormats, level thresholds
Signs	Braille, raised letters	Above 5 feet	Readable	Near latch of office door
Waiting room	Flat	Standard	36-inch aisle; one cleared area: 36 × 52 inches	No carpet pad, well-insulated, minimum low-frequency background noise
Restrooms	Flat		32-inch stall min., preferably 36 inches	Nonskid, magnetic catch door
Public telephone	No higher than 4 feet	3 feet above floor	26-inch clearance	Phone directory near phone, adjustable volume control
Elevator	Flat		54 × 68 inches	Nonskid, call and control box 48 inches high, include Braille or incised letters
Operatory	Flat 8 × 10 feet	Standard	32- to 36-inch door	Nonskid, rotating or movable chair, drill, and suction

Adapted from Bill DJ, Weddell JA: Dental office access for patients with disabling conditions, *Spec Care Dentist* 6:246-252, 1986.

Quadro 2: Diretrizes de acessibilidade para crianças com deficiência.

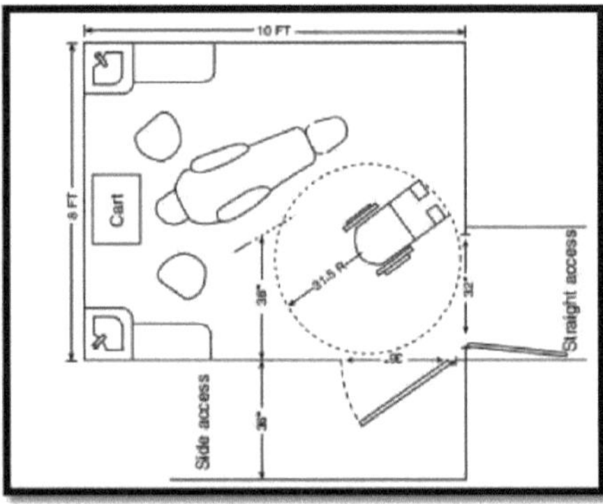

Figura 7: Acesso para cadeiras de rodas

- Papel da área de jogo

Ao projetar uma clínica dentária, deve ser incorporada uma área de jogos para as crianças. Se a clínica tiver muito espaço, várias mesas de jogo pequenas podem criar um ambiente onde as crianças podem desenhar e brincar juntas. Para a área de recreio das crianças, podemos utilizar imagens e personagens de desenhos animados infantis, sob a forma de cartazes nas paredes; ou ter uma prateleira cheia de brinquedos para brincar. Neste ambiente, as crianças estarão longe do ambiente ruidoso e sentir-se-ão mais à vontade com os seus pares na sala, sem medos e preocupações. A instalação de DVDs ou televisores para reproduzir vídeos/animações educativos é outra coisa importante que pode entreter as crianças. A modelação refere-se à aprendizagem por observação e as crianças podem reproduzir o comportamento exibido pelo modelo na mesma situação. Foi descrito por Bandura em 1967 como um processo que pode reduzir o medo e o comportamento de evitamento das crianças. A modelação pode ser realizada de duas formas: ao vivo ou filmada. Os vídeos animados de crianças felizes a visitar a clínica dentária podem ser reproduzidos na área de jogo. A sala de jogos pode ser equipada com instrumentos dentários personalizados que imitam brinquedos e personagens de desenhos animados. O pessoal dentário com formação pode explicar todos os objectos dentários personalizados utilizando eufemismos e procedimentos apropriados em frases adequadas ao nível de desenvolvimento da criança e permitir que esta segure nos instrumentos que imitam os dentes, incluindo a seringa, para brincar e realizar procedimentos dentários na personagem de banda desenhada. Pode ser tocada música suave na área de jogo e na área de espera como método de distração. A reprodução de canções familiares ajudará a criança a ganhar controlo sobre o estímulo desagradável e dar-lhe-á a sensação de estar num ambiente familiar. Podem ser tocadas canções suaves ou música instrumental. As crianças esperam ansiosamente pelas suas futuras visitas ao dentista porque sabem que a visita de recordação vai ser cheia de diversão e alegria. Podem estar na área de jogo quando o dentista fala com os pais.

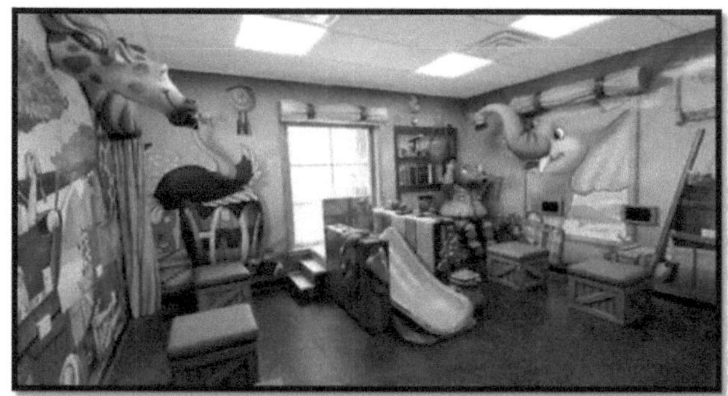

Figura 8: Espaço lúdico com paredes de desenhos animados, escorrega e jogos

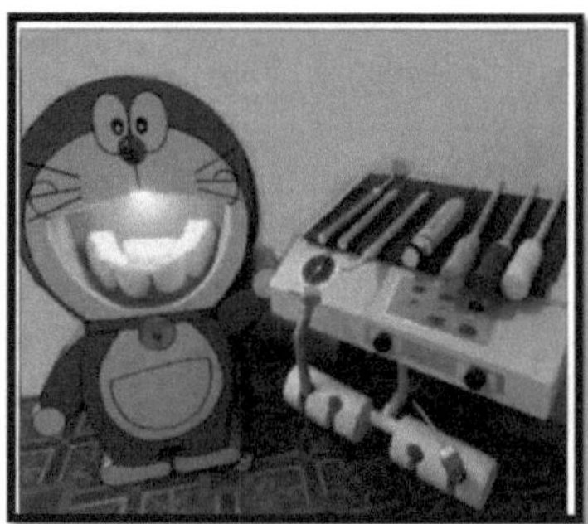

Figura 9: Desenho animado da cadeira para distração

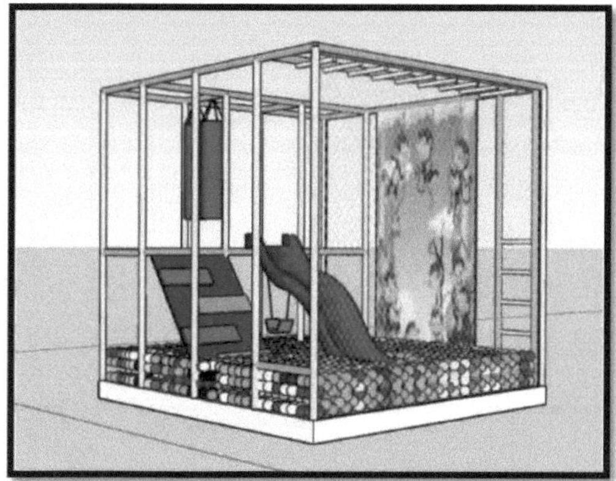

Figura 10: Modelo de planta de uma área de jogo com 9,10 pés x 8,4 pés quadrados.

- Zona de espera

É preferível que os pacientes pediátricos fiquem na sala de espera ou na área de jogos antes do início do tratamento. Muitas clínicas dentárias modernas estão equipadas com estações de carregamento de computadores portáteis e telemóveis na cafetaria, que podem ser aproveitadas durante o tratamento dos seus filhos. Um bom aquário na receção pode tornar a espera uma experiência agradável para as crianças.

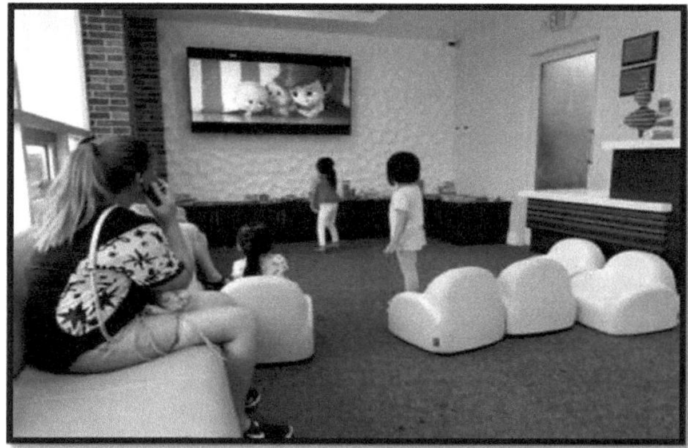

Figura 11: Zona de espera com televisão

- Aquário

A literatura refere os efeitos benéficos da interação com animais na redução do stress.[4,5] Foi demonstrado que a presença de um cão de terapia ao colo de um paciente reduziu a ansiedade e o stress durante um procedimento dentário.[4] Além disso, o impacto dos peixes vivos tem um efeito positivo no bem-estar psicológico e nos níveis de stress. Após um período de observação de peixes vivos, os participantes relataram maior relaxamento, menor ansiedade e melhor humor.[6]

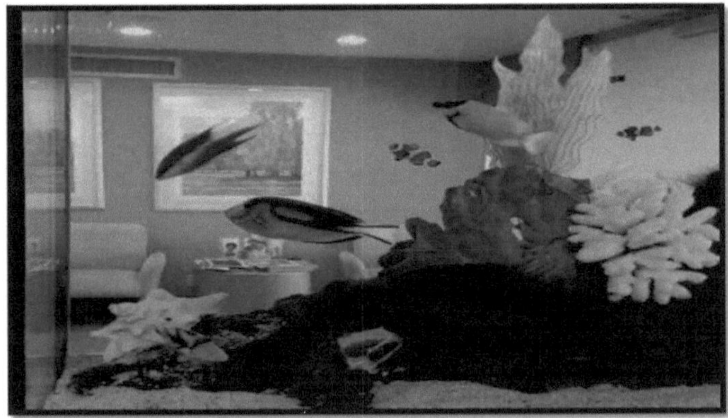

Figura 12: Aquário para distração

- Receção na receção

O termo gestão do comportamento (ou orientação), ou o seu sinónimo gestão da criança, tem sido usado repetidamente na medicina dentária para crianças. Geralmente, tem-se referido aos métodos utilizados para obter a aceitação de uma criança ao tratamento na cadeira dentária. A gestão do comportamento envolve toda a equipa dentária. De facto, muitos auxiliares dentários são inestimáveis quando se trata de lidar com crianças. Assim, todo o pessoal da clínica tem um interesse em guiar uma criança através de uma experiência dentária. A rececionista é o primeiro membro da equipa que a criança vai conhecer e, consequentemente, também deve ser treinada em técnicas de gestão de comportamento. A experiência dentária de uma criança começa assim que ela entra no ambiente dentário. O triângulo de tratamento da dentisteria pediátrica dita que a criança seja o foco e o centro das atenções de toda a equipa dentária. Coloca a criança no vértice do triângulo. A rececionista deve cumprimentar a criança com um sorriso em primeiro lugar e os pais em segundo. O sorriso é fundamental quando se cumprimenta uma criança.[2] A comunicação não-verbal positiva inclui, para além do sorriso, a linguagem corporal, o contacto visual e o tom de voz. Uma linguagem corporal correta é essencial na comunicação com as crianças. Os membros da equipa que utilizam um tom de voz agradável e sorriem transmitem à criança a mensagem de que o consultório dentário é um ambiente calmo e não ameaçador.

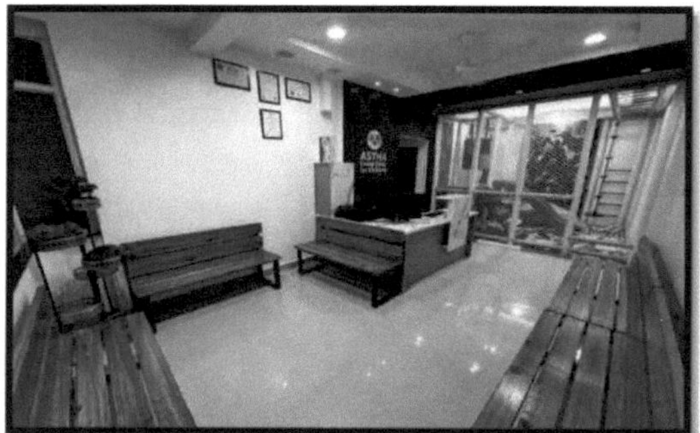

Figura 13: Zona de receção com zona de jogos anexa

- Vestuário e apresentação do pessoal da clínica

Quando uma criança entra numa clínica dentária, a primeira aparência do médico é muito importante para criar uma impressão positiva ou negativa na mente da criança. Assim, o vestuário do dentista deve ser o mais apelativo para os jovens pacientes para controlar o seu medo e ansiedade em relação ao dentista e ao tratamento dentário. As crianças fazem frequentemente juízos de valor sobre o seu dentista com base na sua aparência. O vestuário do pessoal dentário, que inclui touca, avental, máscara e luvas, não é certamente adequado para crianças. Encontre-se com a criança casualmente e, de preferência, não perto da cadeira do dentista. As crianças podem associar as cores a várias emoções, como as agradáveis ou desagradáveis. Estudos anteriores colocaram a hipótese de que cores como o vermelho, o azul, o amarelo, o verde, o preto e o branco estavam associadas à raiva, à felicidade, à tristeza, à surpresa, à repulsa e ao medo, respetivamente.[7] O vestuário do pessoal dentário, que inclui touca, avental, máscara e luvas, não é certamente adequado para crianças. Conhecer a criança casualmente e, de preferência, não perto da cadeira do dentista. As crianças aceitam cores ousadas e brilhantes. A maioria das crianças ansiosas prefere vestuário colorido.[7] As crianças gostam de toucas e máscaras com personagens de desenhos animados impressos.

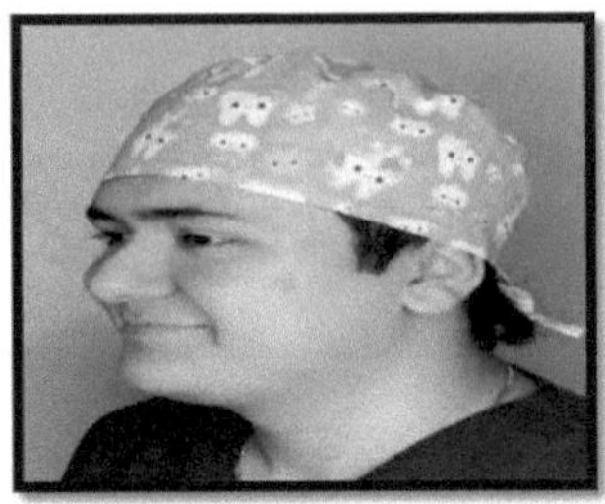

Figura 14: Boné com desenhos animados

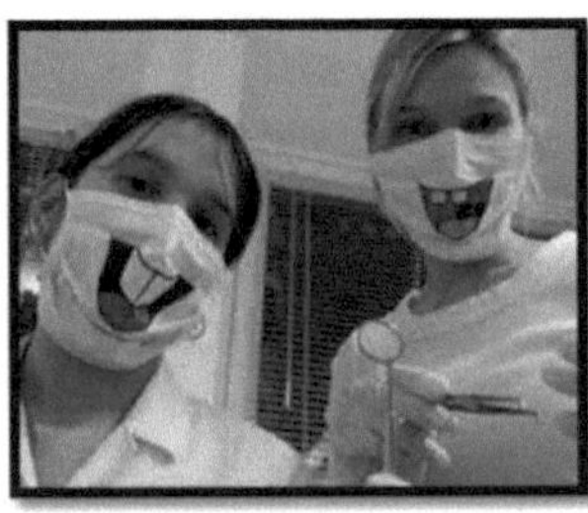

Figura 15: Máscaras faciais

- Sala de educação sanitária

Ao projetar uma clínica dentária para crianças, deve ser incluída uma sala para aconselhamento dietético. O aconselhamento dietético é efectuado na primeira visita. A tabela de dieta é explicada aos pais e a avaliação da tabela de dieta é efectuada nas visitas subsequentes.

O Departamento de Saúde e Serviços Humanos dos EUA e o Departamento de Agricultura dos EUA (USDA) elaboram diretrizes alimentares de cinco em cinco anos para ajudar os americanos com dois ou mais anos de idade a fazer escolhas alimentares saudáveis para ajudar a prevenir doenças crónicas e a desfrutar de uma dieta saudável. As Diretrizes Dietéticas para os Americanos 2020-2025 incluem quatro diretrizes abrangentes:

- "Siga um padrão alimentar saudável em todas as fases da vida.

- Personalizar e desfrutar de escolhas de alimentos e bebidas ricos em nutrientes para refletir as preferências pessoais, tradições culturais e considerações orçamentais.
- Concentre-se em satisfazer as necessidades dos grupos alimentares com alimentos e bebidas ricos em nutrientes e mantenha-se dentro dos limites calóricos.
- Limitar os alimentos e as bebidas mais ricos em açúcares adicionados, gorduras saturadas e sódio, e limitar as bebidas alcoólicas."

As Diretrizes Dietéticas para os Americanos também fornecem recomendações quantitativas específicas, incluindo a limitação:

- "Açúcares adicionados - Menos de 10 por cento das calorias por dia a partir dos dois anos de idade. Evitar alimentos e bebidas com açúcares adicionados para crianças com menos de dois anos de idade.
- Gordura saturada - Menos de 10% das calorias por dia a partir dos dois anos de idade.
- Sódio - Menos de 2.300 miligramas por dia - e ainda menos para crianças com menos de 14 anos

Para evitar um aumento de peso pouco saudável, a Organização Mundial de Saúde recomenda que a ingestão e o gasto de energia sejam equilibrados, com o objetivo de que a gordura total não exceda 30% da ingestão de energia e que se evite a gordura saturada e as gorduras trans. Limitar a ingestão de açúcares livres a menos de cinco por cento da ingestão total de energia por dia oferece benefícios adicionais para a saúde. Além disso, a AHA recomenda limitar o consumo de açúcares adicionados a não mais de seis por cento das calorias; para crianças e adolescentes, o limite recomendado é de menos de 25 gramas (100 calorias ou aproximadamente seis colheres de chá) de açúcar adicionado por dia. Note-se que oito onças (ou seja, uma chávena medida) de refrigerante normal contêm aproximadamente 26 gramas de açúcar; uma lata de 12 onças de refrigerante normal contém aproximadamente 10 colheres de chá de açúcar e não tem valor nutricional.

O USDA estabeleceu diretrizes para lanches saudáveis na escola.30 As normas para que os alimentos se qualifiquem como um "lanche inteligente" na escola incluem:

- "Ser um produto à base de cereais que contenha 50% ou mais de cereais integrais em peso (ter um cereal integral como primeiro ingrediente); ou

• Ter como primeiro ingrediente uma fruta, um vegetal, um produto lácteo ou um alimento proteico; ou

• Ser um alimento combinado que contenha, pelo menos, ¼ de chávena de fruta e/ou legumes (por exemplo, ¼ de chávena de passas com pretzels enriquecidos); e

• Os alimentos devem cumprir as normas nutricionais relativas a calorias, sódio, gorduras e açúcares totais"

- **Cores, cheiros e sons**

Se a cor do ambiente dentário pode ter um impacto positivo no comportamento da criança, é possível que essas cores possam aumentar o conforto de uma criança, reduzindo assim a ansiedade dentária. A cor **amarela** está associada à felicidade, à alegria e a um estado emocional positivo[8,9,10] a cor **azul** está associada a uma sensação de segurança, calma e conforto. A introdução de odores ambientais agradáveis no ambiente dentário também pode ajudar a reduzir a ansiedade, mascarando o cheiro do eugenol e os potenciais efeitos ansiolíticos dos próprios odores. O cheiro pode despoletar uma série de emoções e pode condicionar negativamente um doente em relação ao tratamento dentário. A aromaterapia é uma abordagem de tratamento alternativa, em que são utilizados óleos essenciais de plantas aromáticas para produzir efeitos fisiológicos ou farmacológicos positivos através do sentido do olfato. A inalação de aromas agradáveis, como os óleos essenciais, tem um efeito ansiolítico e melhora o humor.[11, 12] A alteração do ambiente físico também pode afetar a ansiedade. Numa alteração ambiental mais extensa, que envolveu uma sala parcialmente escurecida com efeitos de iluminação, estímulos vibroacústicos e pressão corporal consistente (também designada por ambiente de Snoezelen), o resultado foi um maior relaxamento do que num consultório normal para crianças submetidas a uma destartarização e polimento por um higienista dentário.

- Meios audiovisuais para entretenimento

A dor não é a única razão para o medo da medicina dentária. A ansiedade ou o medo do desconhecido durante o tratamento dentário é um fator importante e tem sido a principal preocupação dos dentistas desde há muito tempo. Os meios audiovisuais, como a música calmante, a televisão e os jogos de vídeo, ajudam a reduzir a ansiedade. Verificou-se que a técnica de distração audiovisual é mais eficaz na gestão de doentes pediátricos dentários ansiosos do que a técnica de distração áudio.[12]

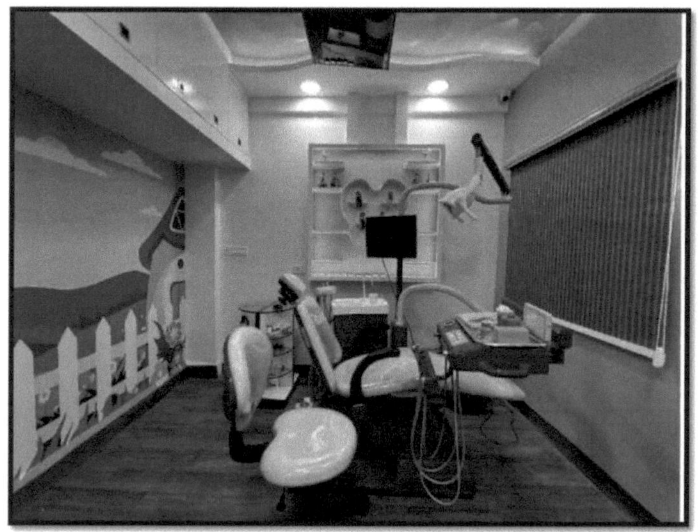

Figura 16: Sala especial com recursos audiovisuais, teto animado para entretenimento e distração

- Pavimentos em consultórios dentários

Quando se trata de pavimentos para um consultório dentário, há algumas opções a considerar. Em primeiro lugar, é importante considerar a durabilidade e a facilidade de limpeza do pavimento. O vinil, a cerâmica e o porcelanato são excelentes opções, uma vez que são duráveis e fáceis de limpar.

Outra consideração importante é a resistência ao deslizamento. Um pavimento com um elevado coeficiente de fricção ajudará a reduzir o risco de escorregadelas e quedas durante a cirurgia. Além disso, é importante considerar o nível de ruído do pavimento. Os pavimentos duros podem ser ruidosos, pelo que é importante considerar opções que absorvam o som, como alcatifas ou pavimentos de cortiça. Em geral, é necessário escolher um pavimento durável, fácil de limpar, antiderrapante e que absorva o som. Um bom exemplo disto seria um ladrilho de vinil com um elevado coeficiente de atrito ou uma alcatifa com uma densidade elevada e uma boa base de absorção de som.

O pavimento das áreas de cuidados clínicos e de descontaminação deve ser impermeável e de fácil limpeza. As alcatifas, mesmo que sejam laváveis, não devem ser utilizadas nas áreas de operações clínicas e de limpeza e esterilização. Todas as juntas devem ser soldadas ou seladas. O pavimento deve ser encostado à parede para evitar a acumulação de sujidade no ponto em que o pavimento encontra a parede. Quando o pavimento é revestido e ranhurado, isso significa que uma folha de vinil é estendida até à parede e quaisquer guarnições de armários ou rodapés também devem ter um ângulo ranhurado ou uma junção mais redonda. Para proporcionar um acabamento selado que seja higiénico e fácil de limpar, uma tira de remate corre ao longo da parte superior do pavimento e contra a própria parede. Isto cria uma forma de rodapé e dá uma impressão estética e higiénica.

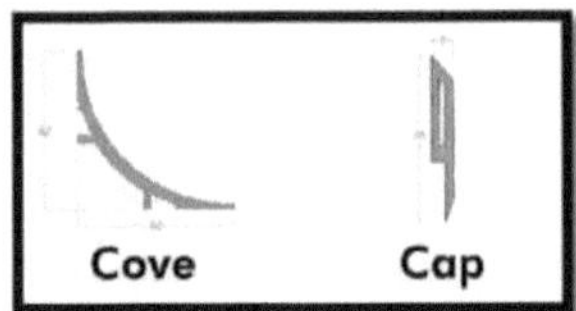

Figura 17: Revestimento e cobertura do pavimento

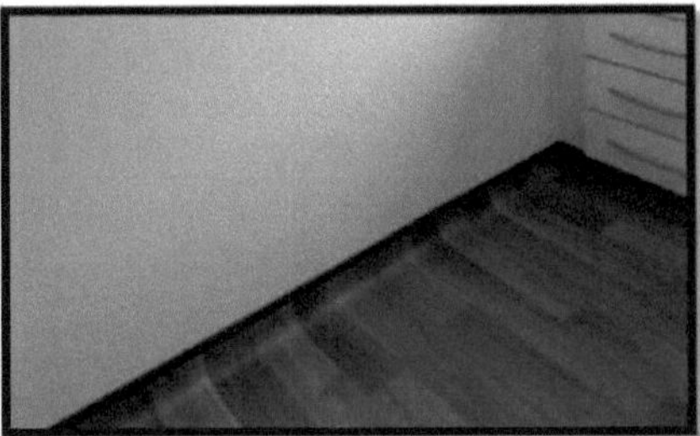

Figura 18: Figura mostrando o revestimento contra a parede

- Casa de banho

A casa de banho para crianças deve ser modificada de acordo com as suas necessidades. As crianças são seres humanos minúsculos e, por isso, não podem utilizar os assentos sanitários colocados para os adultos. Devem ser instaladas sanitas com assento baixo numa instalação pediátrica. Também pode ser colocada uma escada de treino para bebés, para que a criança possa subir e sentar-se confortavelmente no assento que está a um nível mais elevado. Os lavatórios devem ser instalados a um nível mais baixo. Podem ser colocados desenhos ou pinturas apelativos, imagens de animais e personagens de desenhos animados a lavar os dentes à volta da área de lavagem. Isto não só fará com que a criança não se preocupe com o tratamento dentário e a deixará menos ansiosa, como também ajudará a incutir o bom hábito de escovar os dentes.

Para crianças com deficiência física:

O assento da sanita deve aproximar-se da altura da cadeira de rodas. O doente deve poder deslocar-se facilmente da cadeira de rodas. Os corrimãos devem ser colocados sobre as paredes que se aproximam do assento da sanita. Devem ser robustos e situados a um nível de fácil acesso. Tem de haver um espaço adequado. Os lavatórios não devem ser instalados a mais de 34 polegadas acima do chão. O espelho deve ser colocado a um nível mais baixo ou deve ser inclinado. A prateleira de arrumação e o dispensador de toalhas/lenços de papel devem ser colocados a um nível mais baixo.

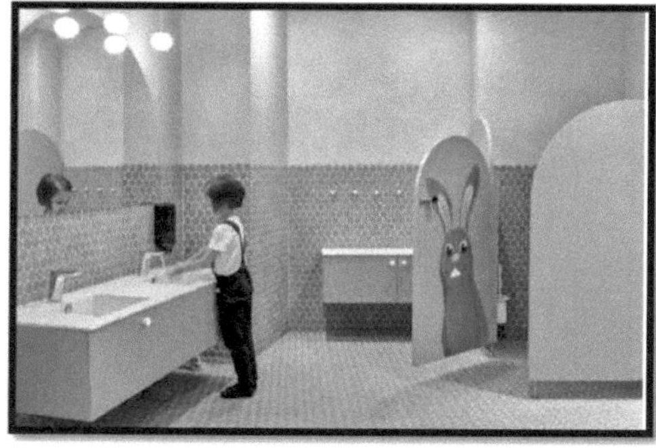

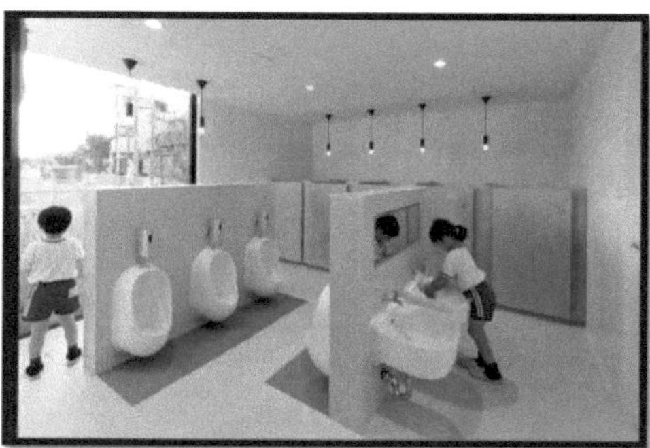

Figura 19: Casa de banho para crianças com sanitas com assento de altura reduzida

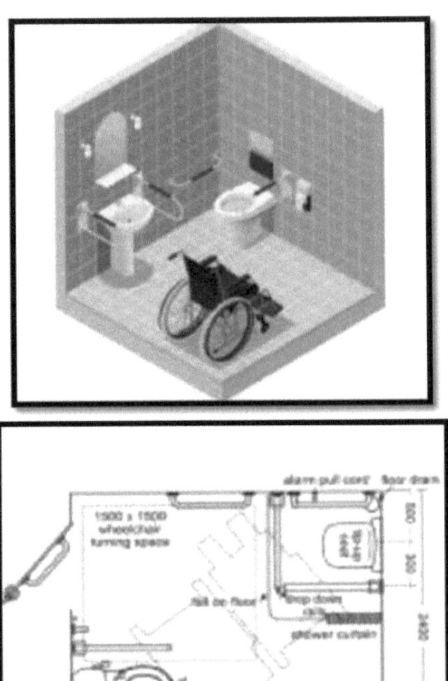

Figura 20: Casa de banho para crianças com deficiência física

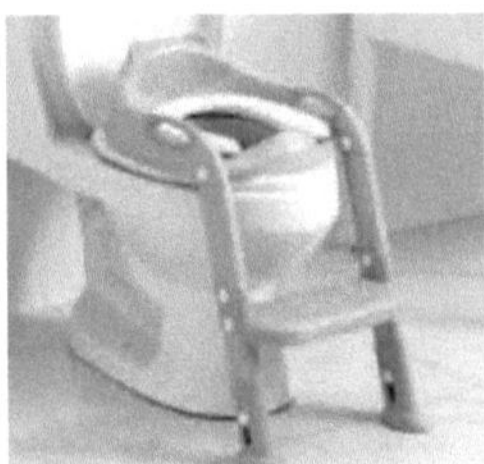

Figura 21: Escada de treino do bacio para bebés

MEDIDAS DE CONTROLO DA INFECÇÃO NA CLÍNICA DENTÁRIA

O controlo das infecções é o termo utilizado para descrever a prevenção da transmissão de doenças dos doentes para o pessoal, do pessoal para o doente e de um doente para outro. Qualquer procedimento de controlo de infecções não só protege os prestadores de cuidados de saúde, como também protege os doentes. Podem existir vários modos de propagação de infecções numa clínica dentária, pelo que devem ser seguidas diretrizes adequadas de controlo de infecções pelas razões abaixo indicadas.

- Uma vez que nem todas as crianças infectadas podem ser identificadas através da história clínica, do exame físico ou de análises laboratoriais, o Centro de Controlo de Doenças recomenda que as precauções relativas ao sangue e aos fluidos corporais sejam utilizadas de forma consistente para todos os pacientes; estas **precauções** são designadas **por precauções** universais.
- Os microrganismos comuns que afectam os dentistas e os pacientes dentários incluem estafilococos, estreptococos, hepatite B e C, herpes simplex 1 e 2, VIH, Mycobacterium tuberculosis, etc.

Controlo de Infeção para a Equipa Dentária

- Aquando da contratação, deve verificar-se se o pessoal de saúde dentária está adequadamente imunizado.
- Para evitar o contacto com salpicos, corpos estranhos (como fragmentos de amálgama) e aerossóis, os profissionais de saúde dentária devem posicionar corretamente os pacientes e utilizar diques de borracha, evacuadores de alta velocidade e barreiras de proteção individual.

Barreiras de proteção individual

- A barreira de proteção pessoal é obrigatória e inclui luvas, máscara bucal e facial, touca e óculos.
- Nos doentes de alto risco, devem ser utilizadas luvas duplas e depois eliminadas de forma segura.
- As máscaras devem ser mudadas após 20 minutos de procedimento cirúrgico em clima

húmido e 60 minutos em clima seco entre doentes ou durante procedimentos longos num só doente.

- Os bordos da máscara devem ser pressionados contra a ponte do nariz e o rosto. A máscara deve ser manuseada apenas na periferia.
- Os óculos devem ser colocados antes da aplicação das luvas e retirados após a remoção das luvas. Devem ser colocados em toalhas de papel e pulverizados com um desinfetante à base de água durante pelo menos 5 minutos, enxaguados e secos.
- O cabelo deve ser coberto com uma touca cirúrgica.
- O vestuário de proteção deve ser retirado antes de abandonar a zona de trabalho.

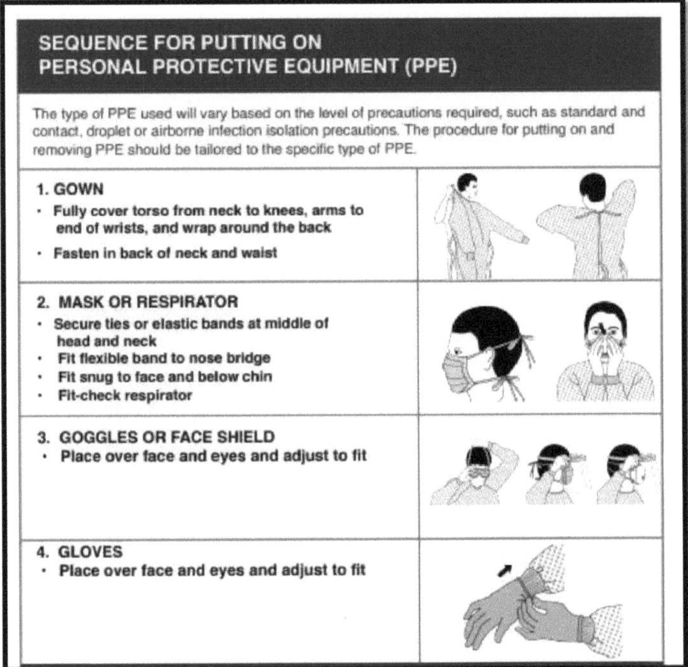

Figura 22: Sequência de colocação dos EPI

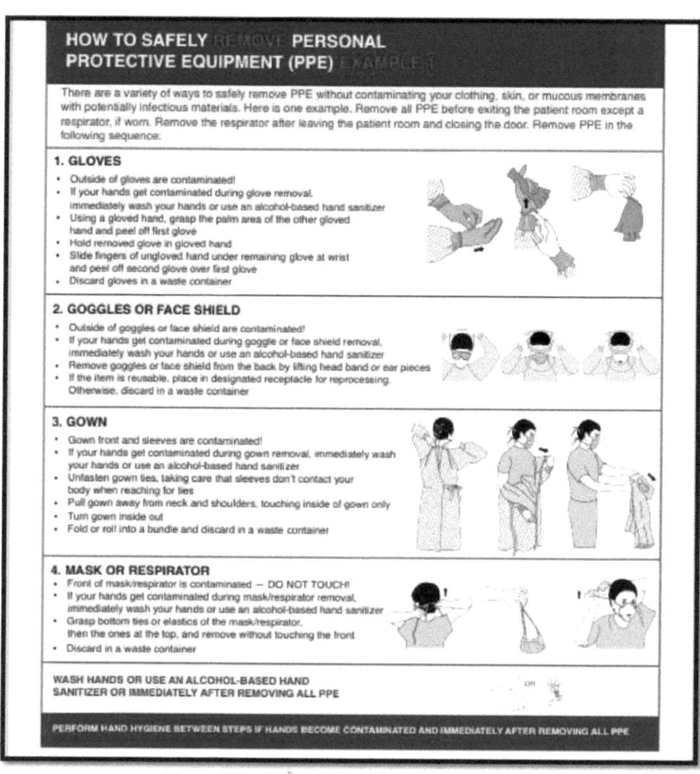

Figura 23: Como retirar o EPI em segurança

Higiene das mãos

- As mãos devem ser lavadas como indicado na figura e é preferível afixar as instruções de lavagem das mãos na parede junto ao lavatório

  ✓ Antes e depois de tratar cada paciente

  ✓ Após tocar com as mãos nuas em objectos inanimados susceptíveis de serem contaminados por sangue ou saliva.

  ✓ Antes de sair do consultório dentário.

  ✓ Quando as mãos estão visivelmente sujas.

✓ Antes de voltar a calçar as luvas depois de estas estarem rasgadas ou furadas.

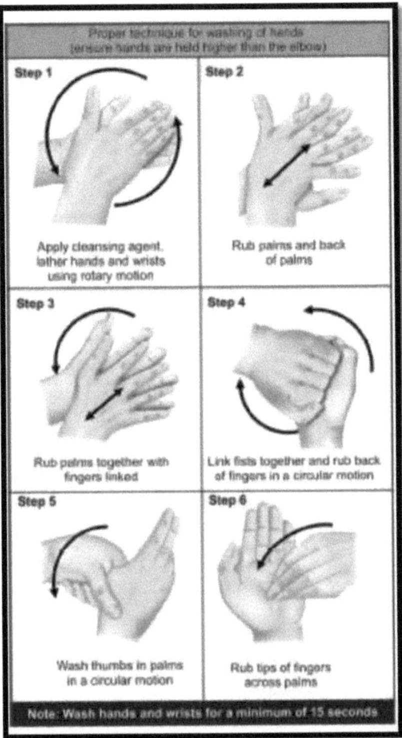

Figura 24: Instruções de higiene das mãos

- A assepsia de rotina das mãos deve ser efectuada com água e agentes anti-sépticos como a clorexidina, o iodo e os iodóforos, o triclosan ou fricções à base de álcool das pontas dos dedos ao pulso durante pelo menos 15 segundos.
- Devem ser utilizados sabonetes líquidos com controlos sem mãos. As loções que contenham petróleo ou outros óleos emolientes podem afetar a integridade das luvas e não devem ser utilizadas.
- Existem três fases de descontaminação de instrumentos e equipamentos dentários:

\- Limpeza antes da esterilização

- Esterilização
- Armazenamento
- Os desinfectantes aprovados pela Organização Nacional de Controlo da SIDA são:
- Iodopovidona - 1%
- Hipoclorito de sódio
- 5% Glutaraldeído - 2%
- São quatro os métodos de esterilização aceites numa clínica dentária:
- Pressão de vapor
- Pressão de vapor do produto químico
- Esterilização por calor seco
- Esterilização por óxido de etileno
- As superfícies operatórias tocadas repetidamente devem ser protegidas por barreiras (recomenda-se a utilização de películas aderentes).
- As linhas de água das unidades dentárias têm de ser lavadas durante 2 minutos no início de cada dia e durante 2030 segundos entre pacientes.
- As peças de mão devem ser descontaminadas depois de serem utilizadas em cada doente. As peças de mão também devem ser autoclavadas ou esterilizadas com óxido de etileno.
- Os banhos de limpeza por ultra-sons oferecem um método eficaz para a limpeza de instrumentos e artigos de aço inoxidável e metal intrincados, articulados ou serrilhados que estejam muito sujos.
- O armazenamento dos instrumentos embalados deve ser efectuado em bolsas seladas depois de estarem secos.
- As brocas devem ser limpas de detritos, autoclavadas ou imersas permanentemente em glutaraldeído a 2%.
- As limas e os alargadores devem ser autoclavados depois de removidos os resíduos e desinfectados.
- As impressões devem ser cuidadosamente enxaguadas com água da torneira e pulverizadas com um desinfetante como o glutaraldeído a 2% e, em seguida, enxaguadas novamente antes de verter o molde.

PROCEDIMENTOS DE ESTERILIZAÇÃO

Reprocessamento de instrumentos

- O reprocessamento de instrumentos é o aspeto mais importante do controlo das infecções dentárias.
- A equipa dentária deve garantir a segurança dos pacientes e do pessoal, esterilizando adequadamente os instrumentos dentários e outros equipamentos antes da sua utilização.
- Qualquer instrumento dentário que entre na cavidade oral é classificado como superfície crítica ou semi-crítica, de acordo com a classificação de Spaulding, e deve ser esterilizado.

Área de processamento de instrumentos

- O DHCP deve processar todos os instrumentos numa área de processamento central designada para controlar mais facilmente a qualidade e garantir a segurança.
- A área central de processamento deve ser dividida em secções para receção, limpeza e descontaminação; preparação e embalagem; esterilização; e armazenamento. Idealmente, as secções devem ser separadas por paredes ou divisórias para controlar o fluxo de tráfego e conter os contaminantes gerados durante o processamento.
- Quando a separação física destas secções não pode ser alcançada, uma separação espacial adequada pode ser satisfatória se os DHCP que processam os instrumentos forem treinados em práticas de trabalho para evitar a contaminação de áreas limpas.

Receção, limpeza e descontaminação

- Os instrumentos, materiais e equipamentos reutilizáveis devem ser recebidos, selecionados, limpos e descontaminados numa secção da área de processamento.
- Antes da esterilização, os instrumentos devem ser limpos para reduzir a carga biológica.
- A limpeza deve preceder todos os processos de desinfeção e esterilização; deve envolver a remoção de detritos, bem como de contaminação orgânica e inorgânica.
- A remoção dos detritos e da contaminação é conseguida através da lavagem com um agente tensioativo, detergente e água, ou através de uma máquina de limpeza por ultra-sons.
- Após a limpeza, os instrumentos devem ser enxaguados com água para remover os resíduos químicos ou de detergente.
- A limpeza por ultra-sons (sonicação) é um processo muito eficiente que ajuda a remover a sujidade e os detritos das superfícies dos instrumentos. Por vezes, mesmo

depois de um processo ultrassónico, o material do doente pode ainda estar na superfície dos instrumentos e ter de ser removido fisicamente com uma escova de cabo longo. A sonicação de instrumentos soltos deve ser efectuada durante 8 a 10 minutos.

- Para evitar ferimentos provocados por instrumentos afiados, os DHCP devem usar luvas resistentes a perfurações e de serviço pesado quando manusearem ou limparem manualmente instrumentos e dispositivos contaminados, juntamente com uma máscara, proteção ocular ou facial e bata ou casaco para evitar o efeito de derrames.

Inspeção de instrumentos limpos

- Após a limpeza, os instrumentos devem ser secos com uma pequena pilha de toalhas de papel e inspeccionados quanto a resíduos de carga biológica ou detritos. Os instrumentos inspeccionados podem agora ser transformados em conjuntos e ensacados.
- Devem ser efectuados procedimentos de descontaminação seguros e eficazes antes de os instrumentos serem colocados no equipamento adequado para esterilização.[12]
- Os instrumentos esterilizados embalados podem ser armazenados desde que a integridade da bolsa/embalagem não esteja quebrada, danificada ou afetada pela humidade.
- Se os instrumentos tiverem de ser "esterilizados a frio" em glutaraldeído ou em qualquer outro esterilizante de imersão aprovado, devem ser enxaguados com água esterilizada para remover o esterilizante químico residual das superfícies do instrumento e utilizados imediatamente.[8]

Preparação e acondicionamento

- Noutra secção da área de processamento, os instrumentos limpos e outros materiais dentários devem ser inspeccionados, montados em conjuntos ou tabuleiros e embrulhados, embalados ou colocados em sistemas de contentores para esterilização.
- Os instrumentos com dobradiças devem ser processados abertos e desbloqueados. Em cada embalagem deve ser colocado um indicador químico interno.
- Além disso, deve ser utilizado um indicador químico externo (por exemplo, fita indicadora química) quando o indicador interno não puder ser visto do exterior da embalagem.
- Os instrumentos críticos e semicríticos que serão armazenados devem ser embrulhados ou colocados em recipientes concebidos para manter a esterilidade durante o armazenamento.

- Os materiais para manter a esterilidade dos instrumentos durante o transporte e o armazenamento incluem cassetes de instrumentos perfurados embrulhados, bolsas de plástico ou de papel e invólucros de esterilização (ou seja, tecidos e não tecidos).

Sterilization methods				
Method	*Temperature/Pressure*	*Exposure time*	*Advantages*	*Precautions*
Steam autoclave	121° C (250° F) 115 kPa	13–30 min 3.5–12 min	• Good penetration • Nontoxic • Time efficient	• Nonstainless steel items corrode • May damage rubber and plastics • Do not use closed containers • Unwrapped items quickly contaminated after cycle
Dry heat (oven-type)	134° C(273° F) 216 kPa	60–120 min	• No corrosion • Nontoxic • Items are dry after cycle • Can use closed container	• Long cycle time • May damage rubber and plastics • Door can be opened during cycle • Unwrapped items quickly contaminated after cycle
Dry heat	191° C (375° F)	• 12 min: wrapped • 6 min	• No corrosion • Nontoxic • Time efficient • Items dry quickly	• May damage rubber and plastics • Door can be opened during cycle • Unwrapped items quickly contaminated after cycle
Unsaturated chemical	134° C (273° F) 216 kPa	20 min	• No corrosion • Time efficient	• May damage rubber and plastics • Do not use closed containers • Must use special solution • Uses hazardous chemical • Unwrapped items quickly contaminated after cycle

Quadro 3: Quadro com os métodos de esterilização

DESINFECTANTES QUÍMICOS

Os desinfectantes químicos ou germicidas que são normalmente utilizados em medicina dentária podem ser classificados em três categorias principais, tais como

1. Esterilizantes líquidos/Desinfectantes de alto nível

- Glutaraldeído
- Dióxido de cloro
- Peróxido de hidrogénio

2. Desinfectantes de superfície de nível médio e baixo

- Peróxido de hidrogénio
- Hipoclorito de sódio
- Dióxido de cloro
- Iodóforos
- Fenóis sintéticos

- Compostos de amoníaco quaternário

3. Anti-sépticos

- Germicidas de dióxido de cloro ativo
- Compostos de óleos essenciais
- Compostos iodados
- Compostos de clorexidina
- Compostos de cetilpiridínio
- Compostos à base de sanguinarina
- Compostos de paraclorometaxilenol
- Outros compostos bacteriostáticos/bactericidas

-As superfícies que não podem ser imersas, tais como a mesa de suporte, os punhos das luzes, as mangueiras, as superfícies dos balcões, os controlos das cadeiras, a cabeça/manípulos/controlos da unidade de raios X e outras superfícies com tendência para ficarem contaminadas durante a prestação de cuidados aos doentes devem ser desinfectadas.[8]

-Certas superfícies, tais como os comandos eléctricos, as superfícies da cadeira, incluindo o apoio para a cabeça, o apoio para os braços e o assento, podem ser higienizadas e desinfectadas pulverizando inicialmente o desinfetante numa toalha de papel descartável e limpando bem as superfícies uma vez para remover a carga biológica.

-Não devem ser utilizadas esponjas reutilizáveis ou toalhas de pano, uma vez que tendem a albergar a carga biológica e os resíduos bacterianos e a prejudicar a eficácia do desinfetante.

-O hipoclorito de sódio é utilizado como desinfetante tradicional. O formaldeído é utilizado como bactericida antimicrobiano e fungicida para a manutenção de equipamento dentário crítico e semicrítico, pavimentos, paredes e outras áreas.

-Os métodos de esterilização mais utilizados são resumidos a seguir:

Sterilization disinfection in dental office	
Dry heat oven	*Autoclave*
Extraction forceps and elevator	Hand pieces
Hand scalers	Ultrasonic
Filling instruments	Towels
Tray and tumbler	Sutures
Mouth mirror and probes	Gloves
Impression trays	Cotton and gauze
Chemical solution	*Formaldehyde*
Surgical burs	Plastic cheek retractor
Diamond burs	Acrylic obturators
Light cure tips	Splints

Quadro 4: Esterilização e desinfeção no consultório dentário

Gestão de instrumentos cortantes

- Precauções a tomar em relação a agulhas e outros instrumentos cortantes:

- As agulhas e seringas devem ser colocadas num tabuleiro
- De preferência, cortar as agulhas com um cortador de agulhas.
- A tampa da agulha deve ser removida perto do local da injeção.
- A agulha deve ser eliminada de forma segura.
- Deve ser feita a documentação de um ferimento provocado por objeto cortante e este deve ser tratado através de profilaxia e imunização.

Gestão de resíduos clínicos

- Os resíduos biomédicos devem ser geridos de acordo com as diretrizes:
- Os objectos infecciosos para incineração devem ser colocados em sacos amarelos.
- Todos os objectos de plástico devem ser deitados fora em sacos vermelhos.
- Os materiais não infecciosos devem ser eliminados em sacos pretos.
- A amálgama deve ser eliminada em contentores especiais.

Biomedical waste disposal management			
Color coding	*Method of disposal*	*Items*	*Treatment*
Yellow	Plastic bag	Biopsy samples, extracted teeth, suction fluid, solid waste items contaminated with blood and fluid (gauze, cotton rolls, mouth mask, disposable gowns), impression compound, dental waxes, gutta-percha, paper points, myelar strip	Incineration and deep burial
Red	Disinfected container/ plastic bag	Autoclaving/ microwaving: Buff, towels, aprons, OT gown, metallic hand filling instruments, surgical instruments. Chemical treatment: Plastic spatula, hand piece	Autoclaving/ microwaving/ chemical treatment
Blue/white translucent	Plastic bag/puncture proof container	Burs, hand piece, LA catridges, endodontic instruments, implant set, orthodontic rubber bands, gloves, plastic syringes	Autoclaving/ microwaving/ chemical treatment and destruction/ shredding
Black	Plastic bag	Rubber base impression materials, pumice, acrylic, discarded medicines, alginate, old models and casts, mercury, orthodontic brackets and bands and wires, matrix band, old acrylic dentures and teeth	Disposal in secured landfill

Tabela 5: Método de eliminação da gestão de resíduos biomédicos

- **<u>Eliminação de resíduos biomédicos durante a pandemia de COVID-19</u>**

- A natureza infecciosa do vírus da COVID-19 obrigou-nos a tomar medidas de precaução adicionais para todos os trabalhadores da linha da frente nos centros de isolamento e tratamento. É necessário que todos os trabalhadores do sector da saúde, incluindo as enfermarias de isolamento, os centros de quarentena, os centros de recolha de amostras, os laboratórios e as instalações comuns de tratamento e eliminação de resíduos biomédicos, sigam as orientações específicas para a gestão dos resíduos gerados durante o diagnóstico e o tratamento de doentes suspeitos/confirmados com COVID-19, para além das práticas existentes ao abrigo das Regras de Gestão de Resíduos Biomédicos de 2016 (Orientações para o Tratamento, 2020).

- Enfermarias de isolamento para a COVID-19: (as enfermarias de isolamento são aquelas em que os doentes positivos para a COVID-19 são mantidos para tratamento/diagnóstico) As unidades de saúde que dispõem de enfermarias de isolamento para doentes com COVID-19 têm de seguir estes passos para garantir o manuseamento e a eliminação seguros dos resíduos biomédicos gerados durante o tratamento;

  - Separar os caixotes de lixo codificados por cores com a etiqueta "COVID-19waste" (com tampas acionadas por pedal) / sacos/contentores nas enfermarias e manter uma separação adequada dos resíduos, de acordo com as regras BMWM de 2016, tal como alteradas, e as orientações CPCB para a aplicação das regras de gestão BMW.

- Como precaução, devem ser utilizados sacos de dupla camada (utilizando 2 sacos) para a recolha de resíduos das enfermarias de isolamento da COVID-19, de modo a garantir uma resistência adequada e a ausência de fugas;
- Utilizar carrinhos e caixotes de recolha específicos nas enfermarias de isolamento da COVID-19. A superfície (interior e exterior) dos contentores/caixotes/carrinhos utilizados para armazenar os resíduos da COVID-19 deve ser desinfectada diariamente com uma solução de hipoclorito de sódio a 1%.
- Recolher os EPIs usados, tais como óculos de proteção, viseira facial, avental anti-salpicos, macacão de plástico, fato de proteção, luvas de nitrilo, no saco vermelho;
- Recolher as máscaras usadas (incluindo as máscaras de camada tripla, as máscaras N95, etc.), os protectores de cabeça, os protectores de sapatos, as batas de linho descartáveis, os fatos-macaco não plásticos ou semiplásticos num saco amarelo

- As empresas de gestão de resíduos biomédicos na Índia são:

i. Synergy Waste Management Pvt. Ltd.
ii. Medicare Environmental Management Pvt. Ltd.
iii. Biotic Waste Solutions Pvt. Ltd.
iv. GreenTech Environ Management Pvt. Ltd.
v. Maridi Eco Industries Pvt. Ltd

PROTOCOLOS DE SEGURANÇA CONTRA A PANDEMIA

A medicina dentária é única, no sentido em que não só o operador e o doente estão em estreita proximidade durante o exame e o procedimento, como também a principal fonte de infeção é a própria área de operação - a cavidade oral. Em ambientes dentários, os fluidos orais, como o sangue e a saliva do doente ou os instrumentos dentários infectados, podem criar uma forma possível de distribuição do vírus ao dentista, ao assistente e aos doentes.

Os procedimentos dentários habituais, que incluem a utilização de instrumentos rotativos, como a peça de mão de turbina de alta velocidade, e a utilização de scalers ultra-sónicos para profilaxia oral, estão associados à produção de grandes quantidades de aerossóis e gotículas a partir da saliva e do sangue do doente. Antes de se depositarem nas superfícies ambientais e nos instrumentos médicos, estes podem permanecer suspensos no ar durante um longo período e penetrar no trato respiratório através do nariz e da boca.[22] Assim, é evidente como os aerossóis gerados durante o tratamento dentário podem expor os operadores e os doentes à ameaça de infeção cruzada.

A gestão dentária de pacientes pediátricos no período de pandemia deve basear-se na gravidade do caso, no grau de invasividade do procedimento e no risco envolvido.

AVALIAÇÃO INICIAL E CUIDADOS DENTÁRIOS PREVENTIVOS

Para o rastreio inicial do doente e a avaliação do problema, a tele-dentisteria é o melhor método.[23] Deve ser recolhida por telefone uma história detalhada da viagem, médica e dentária para compreender o problema e as necessidades do doente. Isto ajudará a reduzir o tempo de contacto entre o doente e o dentista e a agendar adequadamente as consultas. Os dentistas pediátricos devem utilizar várias plataformas digitais "sociais" nas quais podem circular e propagar orientações comportamentais para a segurança da saúde dentária das crianças. Os pacientes pediátricos que necessitem de exames regulares e de acompanhamento sem historial de acontecimentos devem ser completamente adiados por algum tempo.

Instruções de cuidados preventivos como:

(1) Escovagem duas vezes por dia com pasta dentífrica fluoretada,

(2) Consumo mínimo de alimentos doces e pegajosos,

(3) Enxaguamento após cada refeição, e

(4) A inclusão de mais fruta e alimentos saudáveis na dieta pode ser explicada através do telefone ou das aplicações das redes sociais.

A gestão dentária dos casos que requerem cuidados de restauração deve ser cuidadosamente avaliada através de uma história e de um exame clínico adequados. O dente cavitado que não envolve a polpa pode ser tratado pelos seguintes métodos:

Técnica de restauração atraumática

A técnica de restauração atraumática (ART) é uma técnica testada ao longo do tempo que torna os cuidados de restauração acessíveis aos pacientes pediátricos e tem elevadas taxas de sucesso.[24] Esta técnica é altamente vantajosa para crianças pequenas que têm medo da broca convencional e da anestesia local. Tem encontrado especial relevância em tempos de pandemia, uma vez que promove uma medicina dentária sem aerossóis. As principais indicações são o facto de poder ser realizada apenas em cavidades pequenas e pouco profundas.

A técnica envolve a remoção de tecido dentário esponjoso e desmineralizado utilizando apenas instrumentos manuais (escavador de colher) e, em seguida, o preenchimento da cavidade com material curativo adesivo, geralmente cimento de ionómero de vidro (CIV).[25]

Diamina fluoreto de prata

O diamino fluoreto de prata pode travar as cáries dentárias e impedir a sua progressão. Foi originalmente utilizado no Japão na década de 1970, mas rapidamente caiu em desuso devido à descoloração inestética. Atualmente, muitos países recomendam a utilização de uma solução de diamino fluoreto de prata (SDF) a 38% para a prevenção e para a contenção de cáries.[26] O diamino fluoreto de prata é um líquido que combina a propriedade remineralizante do flúor e os efeitos antibacterianos da prata. Para o tratamento de lesões de cárie em crianças pequenas e naquelas com necessidades especiais de cuidados, é, portanto, um agente corretor potencialmente capaz.[27]

A cavidade oral é inspeccionada para detetar lesões cavitadas e é aconselhável sondar a lesão para verificar a sua extensão. O diamino fluoreto de prata não deve ser utilizado se a lesão cariosa estiver a aproximar-se da polpa ou se for demasiado profunda. A lesão cariosa é completamente seca com rolos de algodão e a solução é aplicada sobre ela com uma ponta aplicadora. O tempo de aplicação é de 1 minuto. Deve ser observada uma descoloração nítida da lesão cariosa para preto, assinalando o fim da aplicação. Para lesões cavitadas nas superfícies coronais ou radiculares que não se suspeite que tenham envolvimento pulpar, não sejam sintomáticas e possam ser limpas, o SDF está indicado.[27]

Sugere-se que o SDF actua principalmente através de três mecanismos

(1) Em primeiro lugar, pode causar a obturação dos túbulos dentinários.

(2) O segundo mecanismo é a ação cariostática dos produtos resultantes entre o SDF e os constituintes minerais do dente.

(3) A terceira forma proposta é a ação anti-enzimática da reação entre $Ag(NH\ )_{32}$ F e o componente orgânico do dente.[26]

A maior vantagem do SDF é o facto de não haver preparação da cavidade; por conseguinte, elimina completamente a utilização de airotores/micromotores. Há controlo da dor e da infeção, e é necessário um arsenal mínimo. A maior desvantagem é a descoloração óbvia do dente para preto. No entanto, isto pode ser ultrapassado até certo ponto, colocando uma camada de GIC sobre a lesão cavitada.[27]

Técnica Hall Crown

A técnica da coroa Hall, que utiliza coroas metálicas pré-formadas, foi introduzida pela Dra. Norna Hall, da Escócia, em 2006.[28] Trata-se de coroas de aço inoxidável que são utilizadas nas lesões cavitadas. Tal como o SDF, não há preparação da cavidade envolvida aqui. A indicação envolve dentes molares decíduos cavitados ou não cavitados de classe I ou classe II. Os separadores ortodônticos são colocados no local durante 3 a 7 dias nos lados proximais do dente a ser restaurado. Uma vez criado o espaço ideal, a coroa é cimentada no local utilizando um agente de cimentação.[29] A coroa proporciona uma vantagem de revestimento total e impede a progressão da cárie para a polpa, bem como para o dente vizinho. O paciente é depois mantido num acompanhamento regular.

Remoção quimio-mecânica de cáries

Trata-se de uma nova técnica não invasiva de remoção de dentina infetada por cárie através de um agente químico. Trata-se de uma técnica de eliminação de cáries baseada na dissolução. Em vez da broca, este método utiliza um agente químico juntamente com uma força mecânica atraumática para eliminar a estrutura cariada mole. Está em conformidade com a teoria da medicina dentária minimamente invasiva (MID).[30]

O procedimento envolve a aplicação de uma solução/gel na dentina cariada, permitindo que amoleça o tecido e, posteriormente, raspando-o com instrumentos manuais especializados. Os dois agentes mais procurados atualmente são o Cariosolv e o Papacarie.

O Carisolv é composto por:

- Seringa 1: Hipoclorito de sódio (0,5%)
- Seringa 2: Gel viscoso cor-de-rosa com três aminoácidos: leucina, glicina e lisina.

Quando os componentes de duas seringas são misturados como um só, os aminoácidos ligam-se ao cloro e formam cloraminas. Isto resulta na quebra do colagénio degradado que se encontra na parte desmineralizada da lesão cariosa. O gel amolece apenas o tecido cariado, que é depois removido com instrumentos manuais especiais.[30]

Papacarie é composto por enzima papaína (que é um extrato dos frutos e do látex das folhas da árvore da papaia verde adulta Carioca), azul de toluidina, cloramina, um espessante, sais, estabilizadores, conservantes e água desionizada. O mecanismo de ação depende da enzima papaína, que é uma enzima proteolítica que provoca a degradação dos proteoglicanos da matriz dentinária. Tem ação bactericida e anti-inflamatória. A cloramina potencia a remoção dos tecidos desnaturados.[31]

Pulpite reversível

Num dente decíduo com pulpite reversível sem evidência de patologia radicular, pode ser efectuado o procedimento de pulpotomia. Através da utilização de uma peça de mão micromotora de baixa velocidade, é possível aceder à polpa coronal. A polpa coronal é removida enquanto o tecido pulpar radicular vital residual é mantido e a superfície é tratada com um medicamento clinicamente comprovado, como a solução de formocresol de Buckley. O agregado de trióxido mineral (MTA) e o hidróxido de cálcio são materiais utilizados para pulpotomias com uma elevada taxa de sucesso.

Em dentes permanentes jovens com pulpite reversível, pode ser efectuada uma pulpotomia parcial ou de Cvek. É um procedimento no qual o tecido pulpar inflamado subjacente a uma exposição é removido a uma profundidade de 1-3 mm ou mais para alcançar o tecido saudável. A hemorragia pulpar é controlada com irrigantes bactericidas, como a clorexidina ou o hipoclorito de sódio, após o que o local é coberto com hidróxido de cálcio ou MTA. É preferível em dentes com raízes imaturas para continuar a apexogénese e o desenvolvimento habitual da raiz.

Pulpite irreversível

As pulpectomias em dentes decíduos devem ser evitadas, uma vez que podem exigir várias sessões

dependendo da condição clínica do dente e a instrumentação extensiva durante a preparação biomecânica aumentará o tempo de contacto entre o doente e o dentista. Por conseguinte, neste caso, recomenda-se a extração do dente afetado. A extração seguida de mantenedores de espaço asseguraria a prevenção do movimento do dente adjacente para ocupar o espaço.

Em dentes jovens e imaturos, a pulpotomia total ou cervical pode ser efectuada, a não ser que a polpa se encontre necrótica depois de entrar na câmara pulpar. A polpa remanescente curar-se-á desde que a hemorragia seja controlada. Depois disso, são aplicados materiais biocompatíveis como o hidróxido de cálcio ou o MTA. Quando as pulpotomias são efectuadas em dentes permanentes jovens, o dente pode necessitar de reentrada no futuro para tratamento do canal radicular, se aparecerem sinais e sintomas de necrose pulpar.

Em dentes jovens e imaturos, a pulpotomia total ou cervical pode ser efectuada, a não ser que a polpa se encontre necrótica depois de entrar na câmara pulpar. A polpa remanescente curar-se-á desde que a hemorragia seja controlada. Depois disso, são aplicados materiais biocompatíveis como o hidróxido de cálcio ou o MTA. Quando as pulpotomias são efectuadas em dentes permanentes jovens, o dente pode necessitar de reentrada no futuro para tratamento do canal radicular, se aparecerem sinais e sintomas de necrose pulpar -

<u>Inchaço extra-oral</u>

Caso o inchaço esteja relacionado com um dente cariado com indicação para extração, o tratamento de escolha deve ser a extração sob uma cobertura antibiótica adequada. Se o inchaço envolver espaços faciais, o tratamento deve ser efectuado através de incisão e drenagem, juntamente com uma cobertura antibiótica adequada e controlo da dor.[23]

Traumatismo dentário

Em caso de lesão dos tecidos moles, o doente deve ser avaliado primeiro por telefone, recolhendo uma história pormenorizada e avaliando o local da lesão através de fotografias em aplicações digitais. Os pais devem ser aconselhados a controlar a hemorragia através de compressas de pressão ou compressão a frio. Caso a hemorragia não pare, deve pedir-se ao doente que se apresente no consultório dentário para que possa ser efectuado um tratamento adequado.

No caso de um dente decíduo móvel, a esplintagem deve ser efectuada utilizando material de resina composta auto-condicionante com um acabamento mínimo após o procedimento. Em caso de avulsão de um dente primário, o controlo da hemorragia deve ser o principal modo de tratamento, seguido do controlo da dor da criança.

Em caso de avulsão de um dente permanente, o doente deve ser orientado para levar o dente imediatamente para a clínica dentária, onde o dente deve ser reimplantado, seguido de uma tala para manter o dente reposicionado na posição correta, proporcionar conforto ao doente e manter a função. Outras lesões traumáticas faciais devem ser tratadas numa base de emergência e devem ser seguidas, tanto quanto possível, as diretrizes da Associação Internacional de Traumatologia Dentária (IADT)[35,36] .

Aparelhos removíveis

Estes incluem aparelhos funcionais e aparelhos de contenção. As crianças em crescimento recebem aparelhos funcionais para corrigir o crescimento dos maxilares e do complexo dentoalveolar. Se o paciente sentir um desconforto notório ao usar o aparelho ou o partir, a utilização do aparelho deve ser temporariamente suspensa. Um aparelho de contenção pode ser frequentemente perdido pelo paciente ou quebrado; nesse caso, é aconselhável que os clínicos façam novas impressões ou digitalizações e refaçam o aparelho de contenção.

Aparelhos fixos

Um bracket pode perder a sua ligadura metálica ou elástica ou soltar-se devido à ingestão de alimentos pegajosos ou duros. Se o bracket permanecer nivelado com o dente, pode ser deixado como está, se parecer cair do fio, o doente pode tentar removê-lo cautelosamente com uma pinça de sobrancelhas. Se existir uma ligadura metálica que cause dor ou lesão nos tecidos moles, o doente deve tentar empurrá-la para trás com a pequena borracha da parte de trás de um lápis. Caso não seja possível, pode ser aplicada cera ortodôntica de alívio.[37]

A pandemia de COVID-19 apresenta desafios únicos para a medicina dentária. Com novas formas de trabalho e uma maior ênfase na desinfeção, a profissão tem de se adaptar rapidamente. Seguem-se as medidas gerais de precaução que devem ser seguidas em todos os consultórios dentários:

- Utilização obrigatória de dique de borracha em todos os procedimentos.[38]
- Recomenda-se a utilização de um colutório com iodopovidona a 0,23% durante pelo menos 15 segundos ou de um colutório com peróxido de hidrogénio a 0,5-1% antes do procedimento, uma vez que pode reduzir a carga viral na saliva do doente.[39]
- As radiografias dentárias extra-orais, como a radiografia panorâmica e a tomografia computorizada de feixe cónico, são alternativas adequadas para a propagação da pandemia de COVID-19.[23]
- Kits de equipamento de proteção individual, incluindo bata, óculos de proteção, viseira, etc., a utilizar pelo dentista e pelo assistente durante todo o procedimento.[23]

- Aconselha-se a utilização de dispositivos descartáveis (de utilização única), como espelhos bucais e seringas, para evitar a contaminação cruzada.[23]

Aspectos relacionados com a biossegurança

Com um regresso gradual e programado às actividades, os dentistas e a sua equipa profissional terão de ter um cuidado redobrado relativamente à utilização adequada do Equipamento de Proteção Individual (EPI) para minimizar o risco de contaminação e infeção cruzada durante os cuidados dentários. 4[4, 5][0, 52] Precisarão também de atualizar os seus conhecimentos e competências relativamente ao controlo de infecções e seguir os protocolos 6[4, 53] Considerando o período de incubação do vírus, o curso assintomático da doença observado nas crianças, ou mesmo sintomas ligeiros e inespecíficos, todos os pacientes e cuidadores devem ser considerados potenciais portadores da COVID-19.

Devem ser utilizadas medidas administrativas, educativas e de formação preventiva para evitar a infeção[40] . Os intervalos entre as consultas devem ser mais longos e os doentes e o dentista devem respeitar a hora marcada. Um intervalo mais longo é importante para cumprir todas as recomendações de desinfeção do consultório dentário e para evitar a aglomeração de doentes na sala de espera. Os pacientes e acompanhantes devem usar máscaras faciais[45] . Lavatório com água e sabão para lavagem das mãos e desinfetante para as mãos (álcool gel a 70%) devem estar facilmente disponíveis. A lavagem das mãos, a utilização de EPI, a esterilização dos instrumentos, a eliminação correta dos resíduos e as práticas anestésicas seguras devem ser cumpridas. [40]

Nos casos de doentes positivos para a COVID-19, conhecidos ou suspeitos, recomenda-se a utilização de máscara N95 ou de nível superior, proteção ocular, viseira facial, luvas e bata para a realização de procedimentos geradores de aerossóis (AGP). Devido à elevada transmissibilidade e permanência do vírus no ambiente, as últimas horas das consultas devem ser reservadas às crianças infectadas pela COVID-19 . Para procedimentos dentários que não sejam AGP num doente saudável, recomenda-se uma combinação de máscara cirúrgica adequada, proteção facial, luvas e bata[51] . Os tratamentos electivos devem ser evitados sempre que possível, dando prioridade aos procedimentos urgentes. Devem ser colocados alertas visuais, tais como sinais e cartazes, na entrada principal e na sala de espera para reforçar as medidas de biossegurança .[44]

Prática clínica - procedimentos dentários

Devido à enorme variedade de situações que se podem apresentar nos consultórios dentários, é difícil dar recomendações específicas para cada uma delas. Os dentistas devem basear-se no seu julgamento clínico, tendo em conta a acuidade dos sintomas, possíveis procedimentos alternativos que possam proporcionar alívio e a qualidade do equipamento de proteção disponível .[51]

Procedimentos geradores de aerossóis e o uso de seringa de ar devem ser evitados sempre que possível [50,55,56] , visando a redução da infeção cruzada durante o tratamento. Quando for necessário o uso de brocas de alta velocidade, recomenda-se fortemente o uso de enxaguatório bucal prévio ou gaze impregnada com substâncias capazes de reduzir a carga infecciosa do SARS-CoV-2 e o uso de dique de borracha[58] . Assim, os tratamentos não invasivos e minimamente invasivos são desejáveis.

Além disso, considerando o SARS-CoV-2, não existe uma diretriz específica para a anestesia em doentes pediátricos, pelo que, quando necessário, deve ser considerado o guia da AAPD 2017[65]. Do mesmo modo, os exames de raios X devem ser considerados com base no guia da AAPD 2017[67]. Ambos não produzem aerossóis e, por conseguinte, não são considerados de risco.

Gestão do comportamento

A gestão comportamental em pacientes pediátricos é necessária em contextos de medo, ansiedade e dor, visando a humanização dos cuidados e a conquista da confiança e colaboração do paciente durante o tratamento. As crianças calmas espalham menos aerossóis do que as crianças agitadas e chorosas -,- A ansiedade acrescida que a criança pode ter devido ao facto de os profissionais de saúde dentária terem de seguir protocolos de EPI reforçados, incluindo máscaras faciais, protecções faciais, batas e fatos-macaco, deve ser tida em consideração. Sempre que possível, é útil colocar este equipamento de proteção enquanto a criança está a assistir e enquanto lhe explicamos por palavras simples o valor e a utilização deste equipamento. A criança pode ser encorajada a fantasiar que o dentista está a vestir fatos especiais. Por último, mas não menos importante, fazer com que a criança se vista como o pessoal dentário pode diminuir o medo e a ansiedade ao ver toda a gente de bata, máscara e fato-macaco.

Além disso, é possível considerar a possibilidade de contactar a família por telefone (desde uma conversa a uma videochamada) para a orientar sobre a forma como o ambiente de escritório (sem espaços de lazer), o profissional e a equipa serão diferentes [59].

Tendo em conta os desafios de lidar com crianças, pode ser necessária a utilização de técnicas de gestão comportamental farmacológicas adicionais. Se as técnicas de gestão comportamental não farmacológicas forem insuficientes, a sedação por inalação (IHS) pode ser oferecida como alternativa. [48]

É importante referir que o isolamento social e a perturbação das rotinas das crianças podem trazer consequências físicas e psicológicas que não podem ser subestimadas. De acordo com SPRANG & SILMAN (2013)[67], os níveis de angústia pós-traumática foram quatro vezes mais elevados em pacientes pediátricos que estiveram em quarentena durante eventos epidémicos ou pandémicos do que aqueles que não estiveram em isolamento social.

A maioria das crianças e adolescentes nunca vivenciou uma pandemia ou mesmo o distanciamento social e o confinamento rigoroso imposto pela COVID-19. Assim, os esforços devem ser redobrados no sentido de evitar o risco de repercussões físicas e psicológicas, sendo os pais, psicólogos e professores importantes aliados na manutenção da saúde psicofísica e do bem-estar destas crianças [68].

NOVAS TENDÊNCIAS NA PRÁTICA PEDIÁTRICA

Quando se trata de medicina dentária, não existe um tratamento único e definitivo para resolver um problema. Existem várias evoluções, como a realidade virtual, os materiais inteligentes, os lasers, etc., e várias outras opções ilimitadas que podem ser incorporadas para uma melhor execução do tratamento. Assim, é fundamental que todos os dentistas conheçam os avanços na sua área para os incorporarem na sua prática quotidiana.[69] A odontopediatria, como profissão, reformou-se imenso, em grande parte devido aos avanços na tecnologia, nos materiais e no conhecimento das doenças. De facto, a odontopediatria percorreu um longo caminho desde as competências de gestão comportamental testadas e comprovadas até à gestão mais tecnológica da realidade virtual. Esta especialidade engloba uma variedade de competências, disciplinas, procedimentos e técnicas que partilham uma origem comum com outras especialidades dentárias. No entanto, estas foram modificadas e reformadas de acordo com as exigências específicas dos bebés, crianças, adolescentes e necessidades especiais de cuidados de saúde. A prática da medicina dentária experimenta uma nova mudança de paradigma com o advento e a utilização de novas tecnologias. Novos dispositivos de imagiologia, procedimentos de restauração, Internet e dispositivos electrónicos potentes, medicina dentária a laser e novos materiais são exemplos de avanços com impacto na medicina dentária.

REVOLUTION IN BEHAVIOUR MANAGEMENT

- ARTIFICIAL INTELLIGENCE
- COMPUTER CONTROLLED LOCAL ANESTHESIA DELIVERY
- NITROUS OXIDE INHALATION SEDATION
- BUZZY SYSTEM
- INTRANASAL SPRAYS

REVOLUTION IN MATERIALS /EQUIPMENTS

- 3D PRINTING IN PEDIATRIC DENTISTRY
- ZIRCONIA
- BIOFLX
- SMART BUR
- SILVER DIAMNE FLUROIDE
- FLOWABLE MTA
- RESIN INFLITRATION

REVOLUÇÃO NA GESTÃO DO COMPORTAMENTO

- INTELIGÊNCIA ARTIFICIAL

Métodos de Inteligência Artificial na Saúde Comportamental, os recentes avanços na inteligência artificial permitiram o desempenho da ação humana em tempo real, a análise comportamental facial, a análise da fala, a deteção de dissiliência da fala, o movimento motor estereotipado a partir de dados sensoriais, entre muitos outros. A IA, em combinação com tecnologias emergentes, como a RV, sob a forma de uma plataforma de aprendizagem digital, pode beneficiar mais crianças e proporcionar um paradigma de aprendizagem adotiva personalizada.[70]

Nos últimos anos, tem-se registado um aumento da investigação comportamental no domínio da realidade virtual (RV) e do mundo virtual.

A RV refere-se a uma interface homem-computador que permite ao utilizador interagir dinamicamente com o ambiente gerado pelo computador. Em contraste com a distração audiovisual (A/V), menos complexa, a RV utiliza sistemas sofisticados, como os monitores montados na cabeça, com um amplo campo de visão; monitores tridimensionais montados na cabeça (HMD) e sistemas de deteção de movimento que medem a posição da cabeça e das mãos do utilizador. Esta aplicação pode ser superior à distração tradicional porque oferece imagens mais imersivas devido aos auscultadores oclusivos que projectam as imagens mesmo em frente dos olhos do utilizador e, dependendo do modelo utilizado, bloqueiam os estímulos do mundo real (visuais, auditivos ou ambos). A RV combina ainda as modalidades sensoriais áudio, visual e cinestésica. Dependendo do grau de imersão dos estímulos apresentados, a atenção da pessoa será mais ou menos "drenada" do mundo real, deixando menos atenção disponível para os processos do mundo real, incluindo os estímulos dolorosos. A imersão é particularmente aumentada durante a RV, porque a utilização de HMDs impede que os doentes vejam o que está a acontecer no mundo real e direciona o foco para o que está a acontecer no mundo virtual. Por conseguinte, a atenção da criança está centrada no que está a acontecer no mundo virtual e não no ambiente circundante.[71, 72]

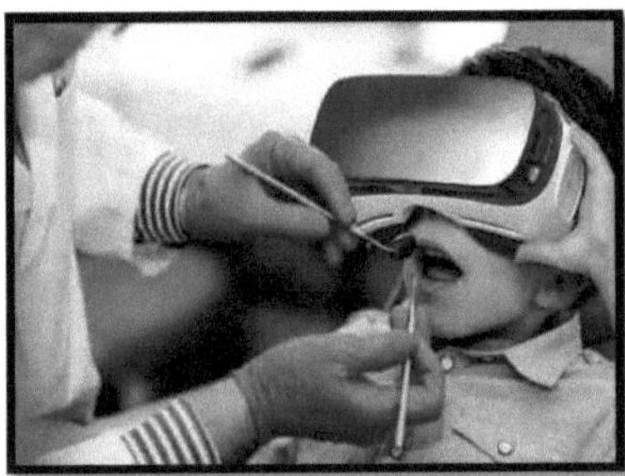

Figura 25: Realidade virtual

REVOLUÇÃO NA GESTÃO DA DOR

- ADMINISTRAÇÃO DE ANESTESIA LOCAL CONTROLADA POR COMPUTADOR

O medo dentário é a razão mais comum para os doentes evitarem visitar o dentista. O medo dentário pode ocorrer por várias razões, incluindo o ruído e a vibração dos dispositivos de corte de dentes, como as peças de mão dentárias, o cheiro dos medicamentos ou materiais utilizados em medicina dentária, a dor durante o tratamento dentário e o medo irracional da anestesia local[69] . Uma vez que os tratamentos dentários podem ser dolorosos, é necessária uma anestesia local adequada para reduzir a dor durante esses tratamentos. No entanto, paradoxalmente, os pacientes muitas vezes temem mais a dor causada pelas injecções de anestésico do que a dor do próprio tratamento dentário.[73]

Apesar de procedimentos anestésicos cuidadosos, a anestesia local dentária pode causar dor por várias razões, incluindo danos nos tecidos moles durante a penetração da mucosa oral, pressão provocada pela dispersão da solução anestésica, temperatura da solução anestésica, pH baixo da solução anestésica e dor provocada pelas caraterísticas do fármaco. A fim de reduzir a dor durante a anestesia local, é frequentemente efectuada uma anestesia de esfregaço no ponto de injeção; do mesmo modo, devem ser utilizadas técnicas de anestesia local que possam reduzir anatomicamente a dor, como a anestesia de infiltração, em vez de injecções subperiosteais ou intra-ósseas que podem causar dor. Além disso, a ampola anestésica deve ser administrada a uma temperatura semelhante à temperatura corporal; deve ser utilizada anestesia local esterilizada; e devem ser feitos esforços para diminuir a velocidade de injeção[74] . Embora a redução da velocidade de injeção seja o método mais eficaz para reduzir a dor, é difícil controlar e manter a quantidade ou a velocidade de injeção em ambientes clínicos reais.

Foram introduzidos muitos dispositivos que podem injetar anestésico local nos tecidos a uma velocidade definida. Coletivamente, estes "dispositivos anestésicos indolores" são designados por dispositivos de "administração de anestésico local controlada por computador" (CCLAD). Os CCLAD também se referem coletivamente a dispositivos que não só diminuem e mantêm a velocidade de injeção, como também mantêm uma velocidade constante, tendo em conta as caraterísticas anatómicas dos tecidos a injetar 5[7, 76] . Os dispositivos deste tipo mais conhecidos incluem o Wand® (Milestone Scientific, Livingstone, NJ), a seringa Comfort Control (CCS; Dentsply, EUA), o QuickSleeper (Dental HiTec, França) e o iCT (Dentium, Seul, Coreia). Em 2018, a November Septodont apresentou o Dentapen na Greater New York Dental Meeting, onde foi bem recebido. Tem um design leve e ergonómico que permite ao dentista utilizar cartuchos e agulhas de anestesia dentária padrão. É um dispositivo autónomo, sem fios e intuitivo que funciona com pilhas descartáveis. Não tem pés, consola, tubos ou materiais descartáveis. Pode ser manuseado de duas formas diferentes - pelas asas, como uma seringa manual, ou como uma caneta, para uma injeção precisa durante procedimentos especiais.[77, 78]

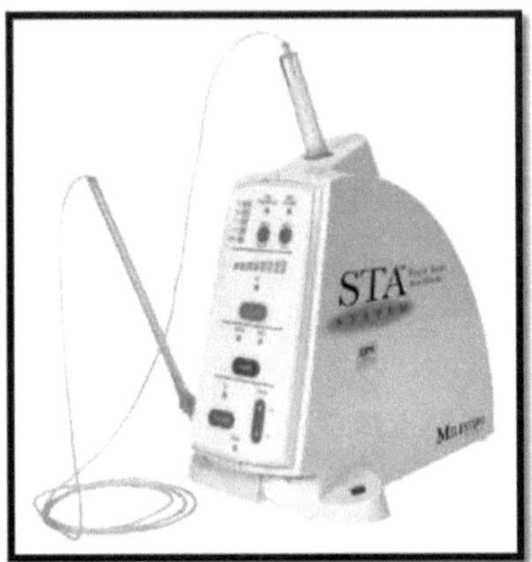

Figura 26: Sistema de administração de anestesia local controlado por computador

- SEDAÇÃO POR INALAÇÃO DE ÓXIDO NITROSO

A inalação de óxido nitroso/oxigénio (N2O/O2), também designada por ansiólise por N2O/O2, é uma técnica segura e eficaz utilizada para controlar a dor e a ansiedade dentária. É preferida pelos pais em relação a técnicas avançadas de orientação comportamental, como a contenção e a anestesia geral[3,4] Quando utilizada para analgesia/ansiólise (ou seja, um único agente com concentração de óxido nitroso inferior a 50%, com ou sem anestesia local), a inalação de N2O/O2 permite diminuir ou eliminar a dor e a ansiedade num paciente consciente, ao mesmo tempo que implica um risco mínimo.[5,6] A resposta do doente a comandos verbais e os reflexos de proteção permanecem inalterados e a mobilidade pré-procedimento regressa após a interrupção da utilização de N2O/O2. [7,8] Em crianças, a analgesia/ansiólise pode acelerar a realização de procedimentos que não são particularmente desconfortáveis, mas que exigem que o paciente não se mova.[8] Também pode permitir que o paciente tolere procedimentos desagradáveis, reduzindo ou aliviando a ansiedade, o desconforto ou a dor.

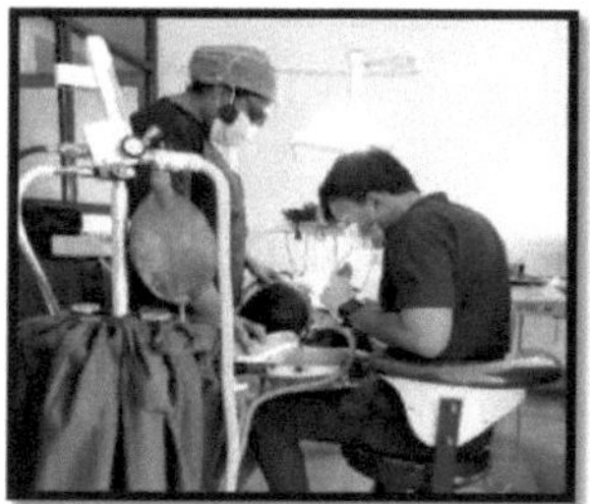

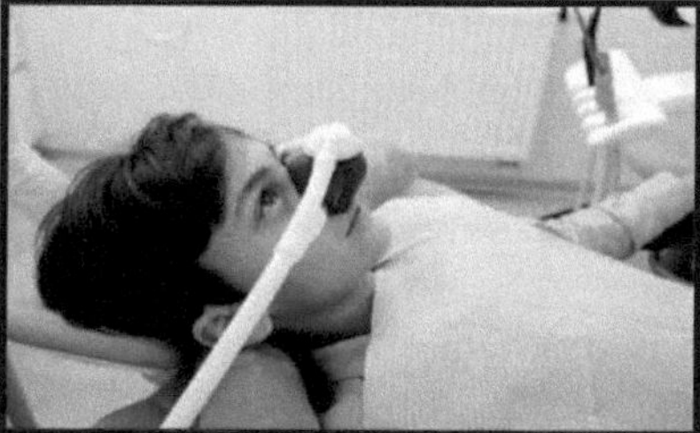

Figura 27: Sedação por inalação de óxido nitroso

- SISTEMA BUZZY

O Buzzy é um dispositivo de plástico económico, versátil e de vibração rápida, concebido como uma abelha, com asas arrefecidas. A sua hipótese de funcionamento baseia-se na teoria do controlo de portas, que propõe que a dor é conduzida do sistema nervoso periférico para o sistema nervoso central através da modulação por um sistema de portas no corno dorsal da medula espinal.[79] A componente vibratória deste dispositivo excita as fibras A-beta (nervos de movimento rápido não nocivo), que acabam por bloquear as fibras A-delta (nervos receptivos à dor aferente).[80] O componente frio, pelo contrário, excitará as fibras C e, se aplicado antes do estímulo da dor, bloqueará também o sinal de dor A-delta. Nalguns estudos, o Buzzy® demonstrou ser superior ao placebo, aos vapo-refrigerantes e aos cremes analgésicos cm™ [81,82].

Suohu T et al. (2020) efectuaram um estudo para avaliar a perceção da dor e o conforto do doente durante a administração de anestesia local (AL) utilizando o sistema Buzzy e uma seringa convencional e concluíram que o frio externo e a vibração através do Buzzy® podem reduzir a dor e a ansiedade durante a administração de anestesia local para vários procedimentos dentários.[83]

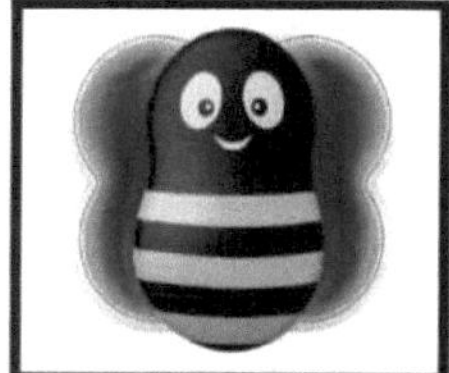

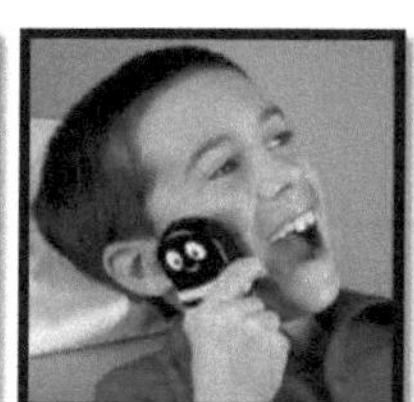

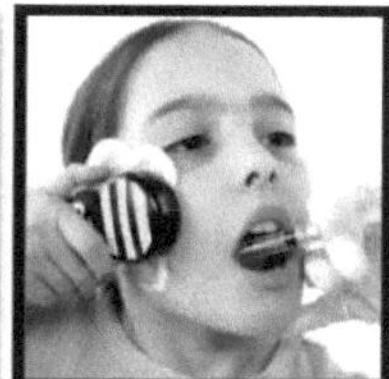

Figura 28: Dispositivo de zumbido

- SPRAYS INTRANASAIS

Trata-se de uma mistura de cloridrato de tetracaína a 3% e oximetazolina a 0,05%. Um dispositivo doseador é utilizado para infiltrar uma solução anestésica através das narinas para anestesiar os dentes anteriores superiores, caninos e pré-molares. Reduz a hemorragia ao induzir a vasoconstrição dos vasos sanguíneos regionais, tornando assim o campo operacional favorável à operação.[77,84]

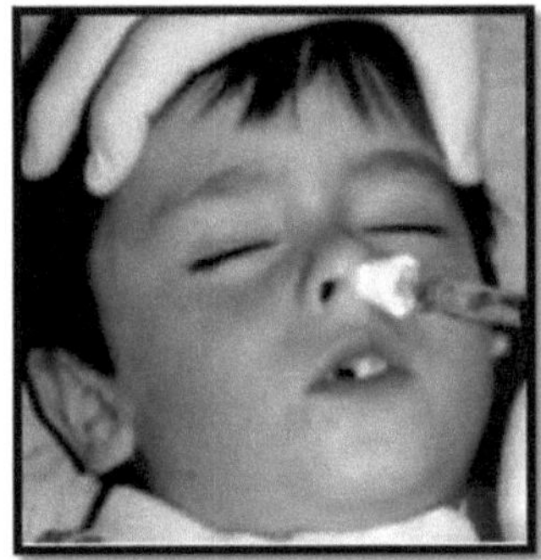

Figura 29: Administração de spray intranasal

REVOLUÇÃO NOS MATERIAIS / EQUIPAMENTOS

- **IMPRESSÃO 3D EM ODONTOPEDIATRIA**

Na dentisteria pediátrica, esta tecnologia pode ultrapassar o aumento do tempo de permanência na cadeira das crianças, facilitando assim o tratamento tanto para o médico como para a criança. Através de várias abordagens clínicas como

- Tratamento de traumatismos dentários em jovens e adolescentes
- Conceção de talas
- Abordagem cirúrgica pediátrica
- Reconstrução da mandíbula fracturada
- Reabilitação pediátrica

Para além dos seus aspectos clínicos, a impressão 3D é agora utilizada para **criar modelos reais para fins educativos dentários, bem como para sensibilizar os**

pacientes

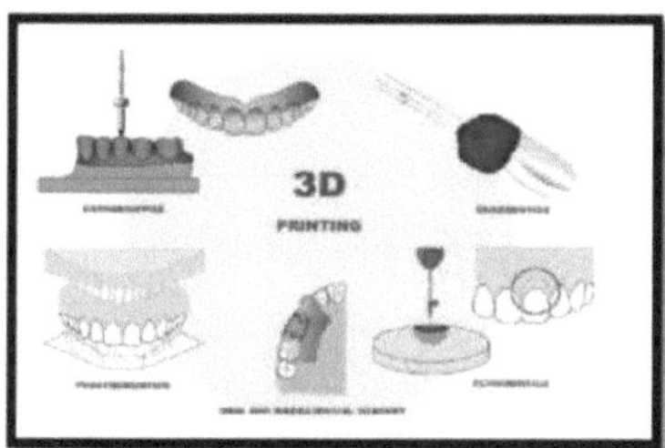

Figura 30: Impressão 3D

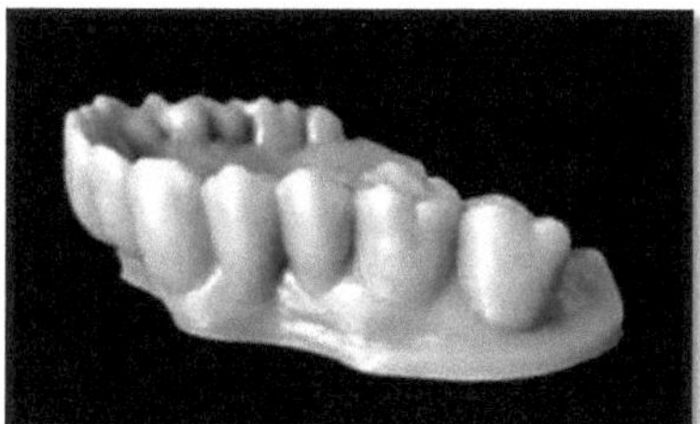

Figura 31: Modelo de molde impresso em 3D

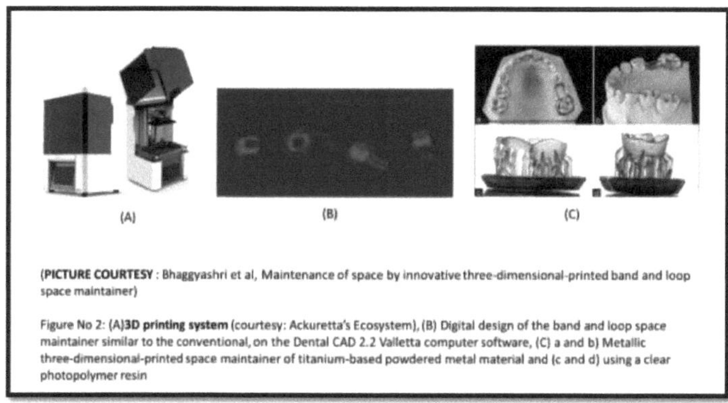

Figura 32: Projeto digital do mantenedor de espaço de banda e laço

- ZIRCONIA

Existem muitas opções estéticas que têm estado disponíveis ao longo dos anos, cada uma com as suas próprias vantagens, limitações e questões técnicas associadas. A coroa de zircónia pré-fabricada é uma coroa de cerâmica eventualmente forte e proporciona uma cobertura total mais estética e biocompatível para incisivos e molares primários. As coroas de zircónia pediátricas foram introduzidas pela EZ-pedo e tornaram-se comercialmente populares em 2008. Mais tarde, as coroas de zircónio pré-formadas foram introduzidas por empresas como a Nusmile, Kinder krowns, Cheng crowns, Signature crown s e muitas outras. Têm um contorno anatómico, não contêm metal, são completamente bio-inertes e resistentes à cárie. O óxido de zircónio mais comum é o dióxido de zircónio (ZrO2), conhecido comercialmente como Zircónia, que é um sólido cristalino, de cor clara a branca, que tem uma resistência à fratura e resistência química especialmente elevadas na forma cúbica. Rotineiramente, existem três tipos de zircónia que são atualmente utilizados em medicina dentária: policristal de zircónia tetragonal tria-estabilizada (Y-TZP), zircónia parcialmente estabilizada com magnésia e alumina endurecida com zircónia. Um policristal de zircónio tetragonal (TZP), que é zircónio estabilizado com ítrio, habitualmente utilizado em dentisteria pediátrica

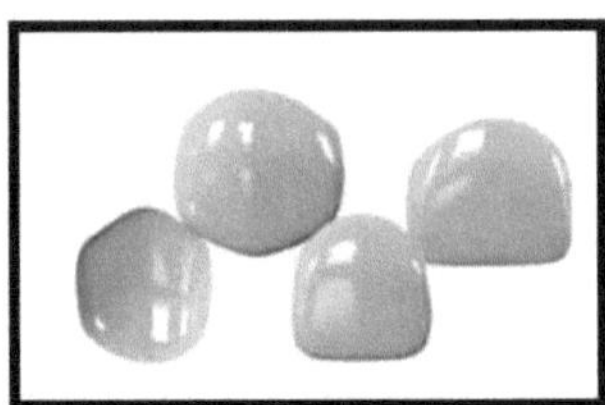

Figura 33: Coroas de zircónio

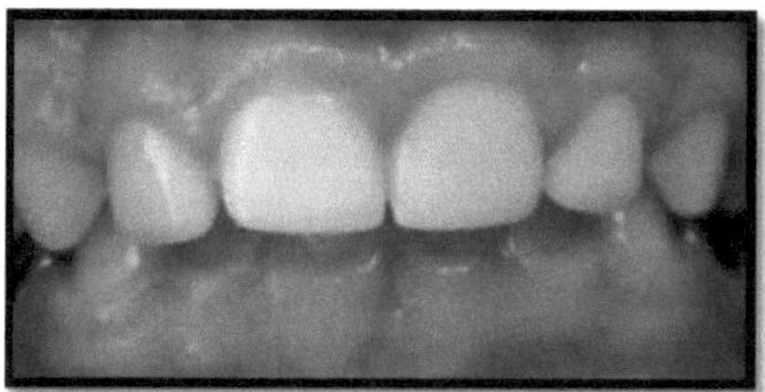

Figura 34: Coroa de zircónio em dentes anteriores

- BIOFLX

O maior desafio em Odontopediatria é gerir o comportamento da criança e satisfazer as expectativas dos pais. Para ultrapassar estes desafios, precisamos de técnicas mais rápidas e restaurações de aspeto natural.

As coroas Bioflx são as primeiras coroas pediátricas pré-formadas flexíveis e duradouras do mundo que oferecem propriedades tanto das coroas de aço inoxidável como das coroas de zircónio. Podem ser facilmente colocadas e têm um aspeto natural como os dentes primários. São auto-adaptáveis às forças oclusais com boa resistência à abrasão e capacidade de carga. Podem ser cortadas e ajustadas de acordo com o dente a ser coroado. As coroas Bioflx são uma solução inteligente para um dentista pediátrico para uma restauração de cobertura total duradoura

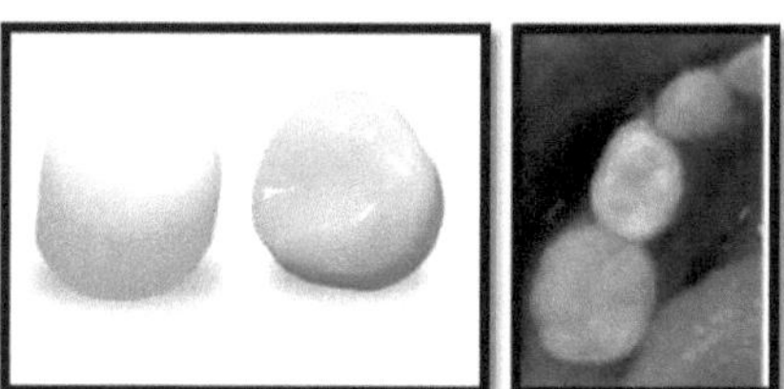

Figura 35: Coroas Bioflx

- SMART BUR

Um dos objectivos da medicina dentária conservadora é desenvolver um método para remover a dentina infetada por cárie, preservando a dentina afetada por cárie. A broca smart prep parece ser o instrumento que oferece meios diretos e eficientes para atingir este objetivo. O instrumento Smart prep é um polímero de qualidade médica que remove de forma segura e eficaz a dentina cariada, deixando intacta a dentina saudável.

A broca de polímero é um instrumento rotativo único, construído a partir de uma poliéter-cetona-cetona de qualidade médica, que remove seletivamente a dentina cariada sem cortar a dentina saudável. Esta propriedade baseia-se no facto de a dureza do instrumento ser inferior à dureza da dentina saudável. Além disso, esta escavação minimamente invasiva tem a vantagem de cortar menos túbulos dentinários e, por conseguinte, provocar menos sensações de dor em comparação com a utilização de brocas convencionais.[80]

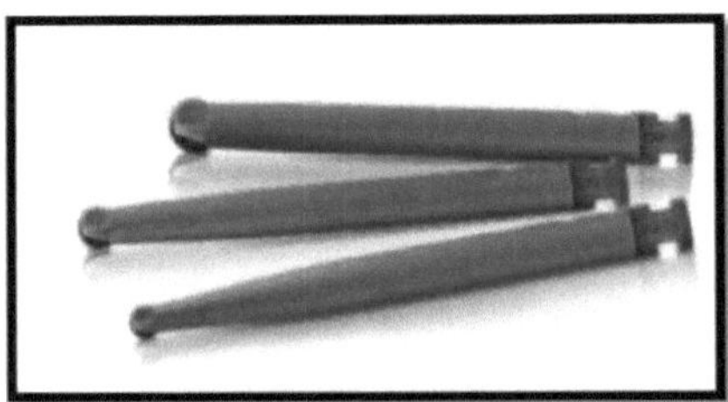

Figura 36: Brocas inteligentes

- DIAMANTE DE PRATA FLUROIDE

O diamino fluoreto de prata (SDF) é uma solução alcalina incolor que contém prata e fluoreto, que forma um complexo com amoníaco e que provou ser eficaz no tratamento da cárie dentária. O SDF é um material relativamente novo que pode ser utilizado para reduzir e cristalizar a cárie dentária numa modalidade de tratamento simples e não invasiva, sem a utilização de anestesia local. Assim, pode ser bem tolerado pelas crianças como técnica de tratamento e pode ser rapidamente aplicado ao dente isolado sem a necessidade de escavação extensa. Atualmente, o SDF está classificado no Reino Unido como um agente dessensibilizante; no entanto, poderá vir a ser reclassificado como um agente de tratamento da cárie, constituindo assim um tratamento eficaz e não invasivo da cárie dentária infantil.

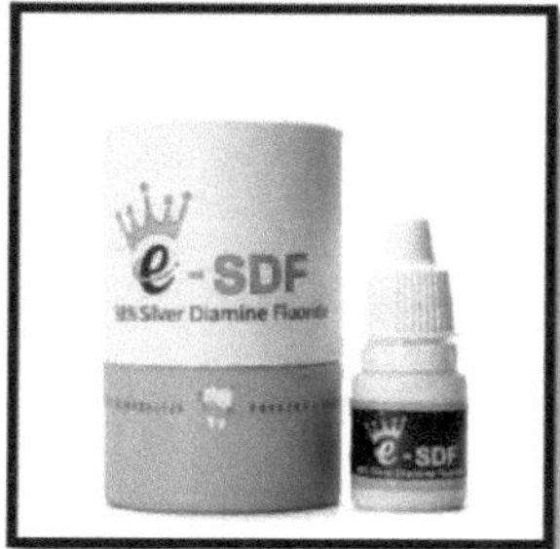

Figura 37: Fluoreto de diamina de prata

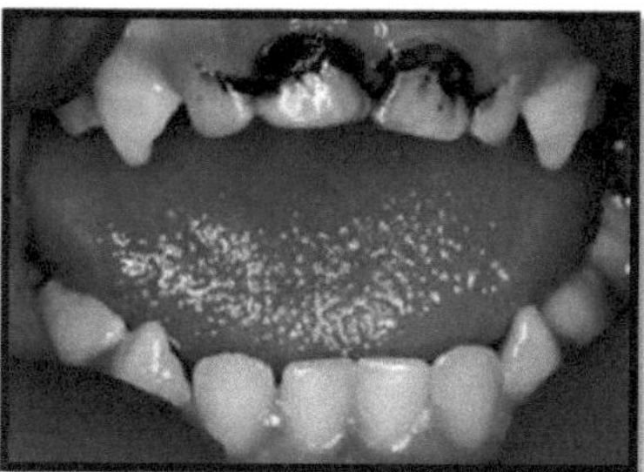

Figura 38: Diamino fluoreto de prata aplicado em dentes anteriores

Previne a progressão da lesão

- Prolongamento da esperança de vida do dente
- Os doentes com fraca adesão podem ser tratados mais cedo

As lesões tratadas perdem o aspeto esbranquiçado e parecem-se com esmalte saudável

- Tratamento cosmético de manchas brancas numa única visita do paciente
- Alternativa altamente estética à microabrasão e tratamentos de restauração de manchas brancas cariogénicas

Tratamento fácil numa só visita

- Conforto e comodidade para o paciente
- Liberta tempo de cadeira adicional

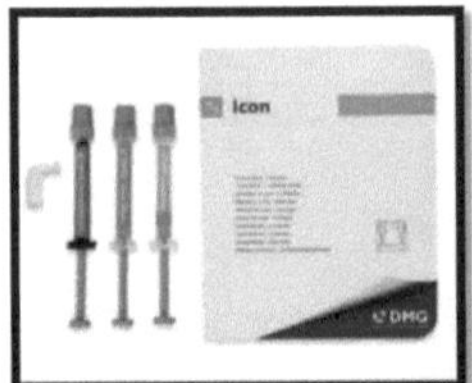

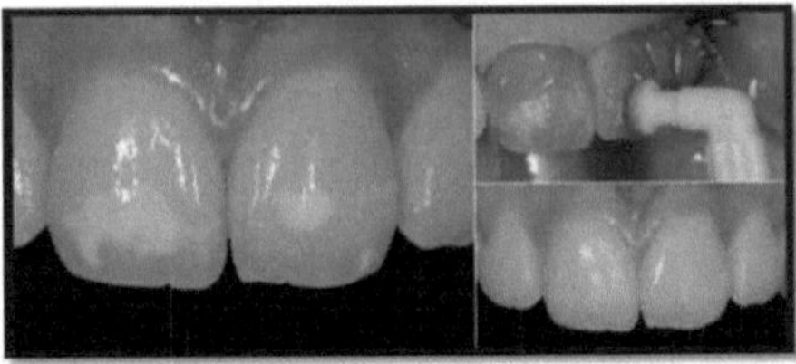

Figura 39: Infiltração de resina

SOFTWARES UTILIZADOS EM MEDICINA DENTÁRIA

Quando gere um consultório dentário, pretende escolher um software de gestão que torne o seu consultório eficiente e organizado. Os sistemas baseados em papel, pastas e lembretes de chamadas telefónicas estão praticamente ultrapassados. O consultório dentário moderno também proporciona uma boa experiência ao consumidor. É aqui que entra o software de medicina dentária. O mundo acelerado em que vivemos anseia por ligações imediatas. Isto é especialmente verdade nas nossas vidas como consumidores. Mas também é verdade para as nossas vidas como pacientes de um dentista. O que o software dentário proporciona é um nível mais elevado de imediatismo para os seus pacientes. É muito importante que os seus pacientes disponham de informações pertinentes o mais rapidamente possível. No contexto do software dentário, o software de gestão dentária e o software de comunicação com os pacientes são aspectos fundamentais desta mudança. O software de gestão dentária tem um efeito de grande alcance na racionalização do dia de trabalho do seu pessoal. Uma caraterística importante é o facto de o software de gestão dentária lhe permitir eliminar o papel. A substituição de um sistema antigo de pastas de arquivo por uma base de dados eletrónica mantém as informações mais seguras. Com as aplicações de software dentário, essas informações estão disponíveis a partir de qualquer dispositivo aprovado. O software de gestão dentária melhorou a vida profissional do pessoal de medicina dentária de muitas outras formas, incluindo:

- maior imediatismo na comunicação com os doentes através de aplicações de texto e de mensagens
- anexar eletronicamente documentos importantes aos pedidos de software.
- racionalização da marcação de consultas

Outro elemento-chave do software dentário é a personalização. A capacidade de ser específico é essencial para proporcionar aos seus pacientes uma experiência de fácil utilização. Vemos o benefício da personalização em particular com o software de comunicação com o paciente. O software de comunicação com o paciente simplifica e personaliza este processo. O envio de um lembrete de consulta por texto é uma forma especialmente excelente de reter clientes mais jovens. O software de comunicação com o paciente mantém os pacientes informados. Isto é particularmente útil quando se enviam lembretes de jejum para uma próxima consulta. Este imediatismo da informação significa menos consultas falhadas. Os pacientes também se preparam melhor para as consultas do que antigamente, porque a comunicação por texto também é mais acessível para o paciente.

Durante a pandemia de Covid-19, o software dentário também proporcionou uma opção fácil para os inquéritos de rastreio antes da consulta.

A reconciliação manual é uma atividade de fim de dia com a qual qualquer veterano do pessoal dentário está familiarizado. ! O processamento eletrónico de pagamentos e os pedidos de reembolso electrónicos tornaram este processo mais eficiente. Os extractos electrónicos são facilmente acessíveis tanto para a clínica dentária como para o paciente. Um software de pagamento eletrónico também garante a segurança do documento e de outras informações pertinentes. Os pedidos de reembolso electrónicos são uma mudança essencial no software dentário moderno. Muitos consultórios dentários recordarão o processo moroso da câmara de compensação dentária. Agora, é muito mais fácil anexar documentos pertinentes a um pedido de reembolso eletrónico através de serviços de anexos. Isto tem muitas vantagens. Nomeadamente, poupa tempo à equipa. Mas também reduz os erros no próprio pedido de reembolso dentário.

Alguns softwares de gestão dentária na Índia são:

- O meu médico
- Practo
- Dentsoftware
- Docpulse
- Pappyjoe
- Dentee
- Densmart
- Bestosys

Os softwares de gestão disponíveis internacionalmente são:

- Separador 32

- Curva dentária
- Prática - web
- Dentrix Ascend
- Denticon
- Dentimax
- Cauda de pomba
- iDental soft
- Ace Dental
- Maxident

- Dentista aberto
- Nuvem Mogo
- Carestack
- Dentisoft

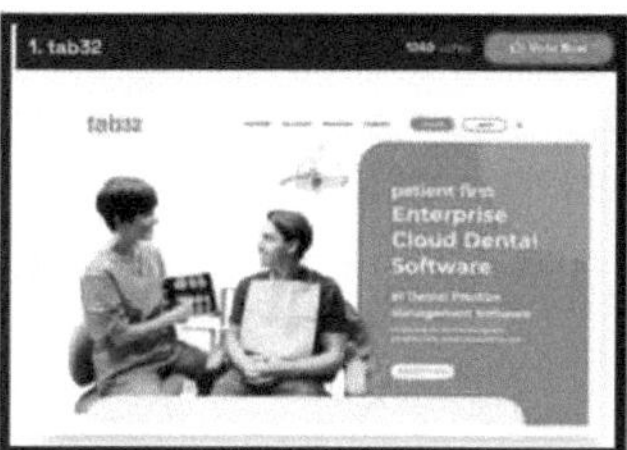

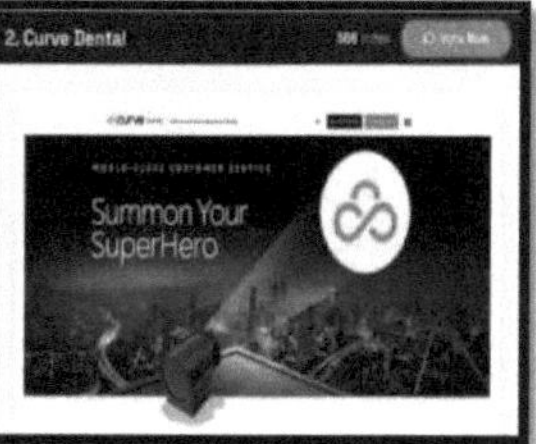

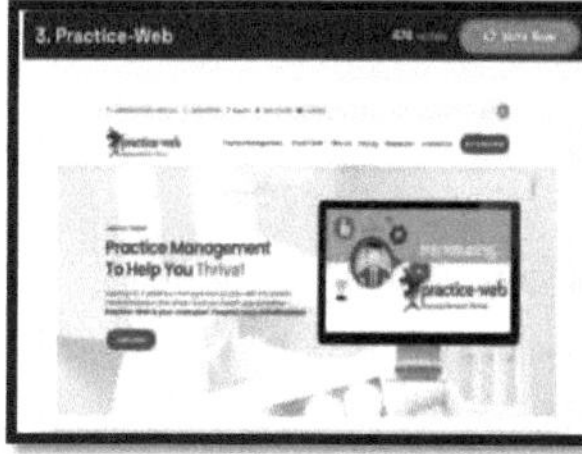

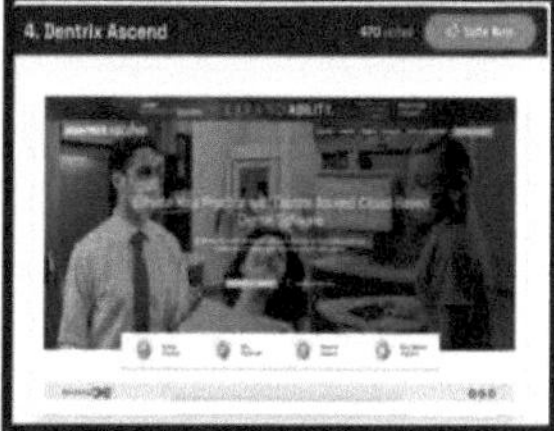

Figura 40: Software de imagiologia dentária

A imagiologia dentária é um dos domínios que evolui mais rapidamente no software dentário. Um sistema de software aberto permite-lhe integrar inovações no seu software atual. A imagiologia dentária é uma das maiores inovações na medicina dentária contemporânea. Embora os raios X e a medicina dentária moderna tenham aproximadamente a mesma idade, o software de imagiologia dentária permite aos dentistas ir mais longe. As inovações do software de imagiologia dentária incluem:

- Ser capaz de dar ao paciente uma imagem mais clara - literalmente - da sua saúde dentária

- Transmissão eletrónica de radiografias pertinentes a uma câmara de compensação dentária

- Integração com outros programas informáticos da sua clínica dentária
- Formação rápida, permitindo que o seu pessoal comece a utilizar este software rapidamente

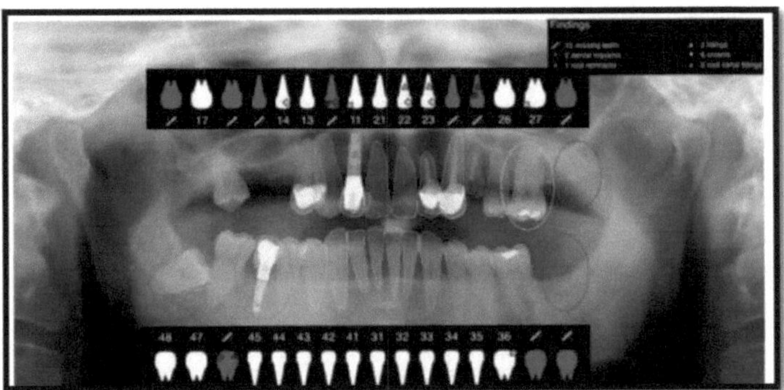

Figura 41: A figura mostra um exemplo de OPG analisado e os resultados fornecidos pelo software

A utilização da inteligência artificial nos cuidados de saúde e na medicina dentária está em plena expansão. Nos últimos anos, a medicina dentária tradicional tem-se transformado cada vez mais em medicina dentária digital devido à introdução de diferentes softwares aplicados a diferentes máquinas utilizadas no domínio médico. A inteligência artificial (IA) está a ganhar terreno nos cuidados de saúde públicos, uma vez que cada vez mais pessoas tentam fazer um diagnóstico utilizando tecnologias que lhes permitem trabalhar mais rapidamente e com maior precisão, reduzindo os custos e o número de erros médicos. O futuro baseia-se numa procura cada vez maior de inovação e desenvolvimento para alcançar uma elevada qualidade no tratamento dos doentes. As aplicações da IA no domínio da medicina dentária podem variar consoante as necessidades, desde as emergências dentárias ao planeamento protético. A aplicação da inteligência artificial pode contribuir para a identificação automática de dentes em falta para o diagnóstico e planeamento de implantes dentários ou tratamentos protéticos. Num cenário futuro, a IA será o potencial primeiro sistema de rastreio, especialmente para a medicina pública e para a medicina dentária. Para ter a certeza de que nenhum dente ou implante não é reconhecido, é, na opinião dos autores, um requisito primordial introduzir rotineiramente a IA no fluxo de trabalho de diagnóstico.

MARKETING DIGITAL

Um marketing eficaz é importante para o sucesso de uma clínica. A concorrência no mercado dos serviços dentários está a aumentar de dia para dia, pelo que é necessário utilizar ferramentas de marketing que destaquem o cirurgião-dentista e as clínicas dentárias. De acordo com Miranda et al.[1] 3 O marketing pode ser dividido em interno e externo. O interno inclui o relacionamento com o paciente, os recursos disponíveis no negócio, o uso de equipamentos modernos, a exposição do logotipo no local de trabalho, bem como a qualidade dos serviços. O externo vai além do ambiente de trabalho, visando captar pacientes, divulgar a marca, promover serviços e induzir a compra, incluindo o marketing digital. É possível utilizar os meios digitais tanto na captação quanto na fidelização de clientes, utilizando os recursos da internet para divulgar o conhecimento odontológico, a clínica e os serviços, além de incentivar a comunicação entre os potenciais clientes e o cirurgião-dentista (CD).[14]

A popularização do livro democratizou o acesso ao conhecimento e acelerou substancialmente o desenvolvimento científico e cultural. Outros marcos se seguiram no campo das comunicações, como a invenção do telégrafo, do telefone, do rádio e da TV, culminando com a Internet, responsável por uma revolução atual, em escala nunca antes vista. O marketing digital é um dos recursos disponíveis que mais cresce entre os profissionais de saúde, que utilizam sites e redes sociais como meio de comunicação, propaganda e publicidade. É um tipo de marketing externo, é uma opção eficaz e simples, da qual o profissional tem o direito de dispor, desde que de forma ética.[15,16] Os dentistas são confrontados com o Facebook, Twitter, Groupon, LivingSocial, FourSquare, Instagram, LinkedIn, Angie's List, Pinterest, Google+, Yelp, a necessidade de um sítio Web do consultório e de uma página no Facebook, e-mail, blogues e YouTube, com mais canais e gadgets a surgirem todos os dias. É possível utilizar os meios digitais tanto na captação de novos clientes como na fidelização dos que estão ao serviço, utilizando os recursos da Internet para divulgar conhecimentos dentários, sobre a clínica e os seus serviços, bem como incentivar a comunicação entre potenciais clientes . Existe um grande potencial para que médicos e pacientes beneficiem de redes de comunicação e documentação rápidas, baratas e poderosas, e muitos pacientes esperam encontrar o seu dentista na Internet. É necessário realizar um estudo de mercado sobre as expectativas do público local relativamente à clínica dentária, aos procedimentos e à relação profissional com o paciente, investigando quais as plataformas digitais mais utilizadas pelos seus potenciais clientes para definir os activos digitais (blogues, redes sociais, sítios Web, mailings, etc.)

A Internet tem sido um espaço de interação social, de criação e de partilha de conteúdos, que favorece a comunicação e a troca de informações entre os utilizadores. Este novo meio é designado por "social media", que funciona como um complemento ao marketing digital.[17] Os profissionais de saúde podem beneficiar da utilização das redes sociais como veículo publicitário, uma vez que o público desta área valoriza tradicionalmente as relações interpessoais, pois esta atitude demonstra atenção e gera um sentimento de segurança e fidelidade entre as partes. O mercado de serviços tem passado por diversas mudanças nas últimas décadas, intensificando a concorrência entre profissionais prestadores de serviços cada vez mais capacitados e aumentando a exigência dos clientes, tornando os relacionamentos decisivos na criação de valor para o negócio. É o marketing de relacionamento atuando externamente ao ambiente clínico, no ambiente digital.[18,19,20]

Com o crescimento das redes sociais, muitos sectores de mercado, incluindo a medicina dentária, passaram a valorizar redes como o Facebook e o Instagram como ferramentas úteis de marketing e têm sido muito utilizadas na publicidade por serem de grande e fácil alcance ao público, que as utiliza, diariamente. A estratégia de "marketing de conteúdo", que pode ser utilizada tanto nas redes sociais, como em sites e blogs, é eficaz pelo facto de o conteúdo ser focado na real necessidade do leitor, e não no produto ou serviço vendido. Dessa forma, a empresa interage sutilmente com o consumidor, que terá uma visão positiva sobre a clínica.[21]

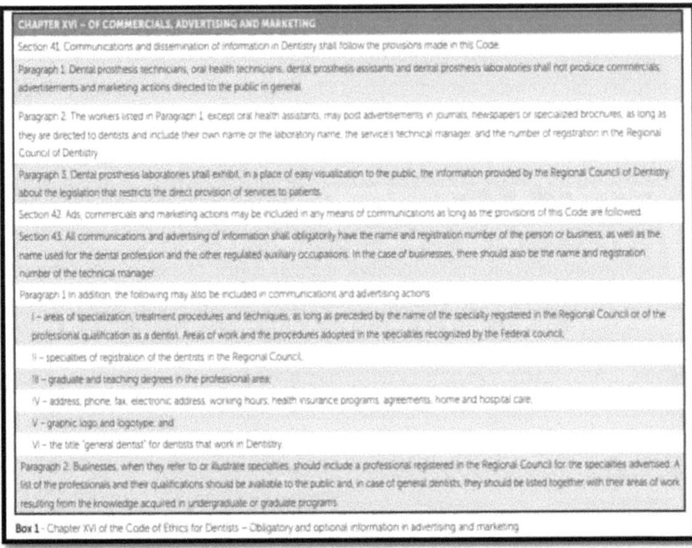

CHAPTER XVI – OF COMMERCIALS, ADVERTISING AND MARKETING
Section 41. Communications and dissemination of information in Dentistry shall follow the provisions made in this Code.
Paragraph 1. Dental prosthesis technicians, oral health technicians, dental prosthesis assistants and dental prosthesis laboratories shall not produce commercials, advertisements and marketing actions directed to the public in general.
Paragraph 2. The workers listed in Paragraph 1, except oral health assistants, may post advertisements in journals, newspapers or specialized brochures, as long as they are directed to dentists and include their own name or the laboratory name, the service's technical manager, and the number of registration in the Regional Council of Dentistry.
Paragraph 3. Dental prosthesis laboratories shall exhibit, in a place of easy visualization to the public, the information provided by the Regional Council of Dentistry about the legislation that restricts the direct provision of services to patients.
Section 42. Ads, commercials and marketing actions may be included in any means of communications as long as the provisions of this Code are followed.
Section 43. All communications and advertising of information shall obligatorily have the name and registration number of the person or business, as well as the name used for the dental profession and the other regulated auxiliary occupations. In the case of businesses, there should also be the name and registration number of the technical manager.
Paragraph 1. In addition, the following may also be included in communications and advertising actions:
I – areas of specialization, treatment procedures and techniques, as long as preceded by the name of the specialty registered in the Regional Council or of the professional qualification as a dentist. Areas of work and the procedures adopted in the specialties recognized by the Federal council;
II – specialties of registration of the dentists in the Regional Council;
III – graduate and teaching degrees in the professional area;
IV – address, phone, fax, electronic address, working hours, health insurance programs, agreements, home and hospital care;
V – graphic logo and logotype; and
VI – the title "general dentist" for dentists that work in Dentistry.
Paragraph 2. Businesses, when they refer to or illustrate specialties, should include a professional registered in the Regional Council for the specialties advertised. A list of the professionals and their qualifications should be available to the public and, in case of general dentists, they should be listed together with their areas of work resulting from the knowledge acquired in undergraduate or graduate programs.

Box 1 - Chapter XVI of the Code of Ethics for Dentists – Obligatory and optional information in advertising and marketing

Tabela 6: O Código de Ética dos Dentistas (CEO) tem um capítulo específico sobre anúncios, publicidade e marketing

Desafios do marketing digital

Os profissionais de marketing e os profissionais de saúde são movidos por uma mentalidade e um conjunto de princípios éticos diferentes. Os seus objectivos são significativamente diferentes, tal como os métodos de comunicação aceitáveis. O principal objetivo do profissional de marketing é aumentar a rentabilidade do negócio utilizando uma grande variedade de técnicas. Esta influência já é omnipresente e existe um perigo real de que uma cultura de marketing possa dominar a profissão. Os dentistas mais jovens, o futuro da profissão, podem ser especialmente vulneráveis a tendências questionáveis, dado o seu conforto ao longo da vida com a tecnologia e os desafios financeiros que enfrentam na economia atual. Esta situação exige que as escolas de medicina dentária proporcionem experiências educativas, éticas e técnicas poderosas para que os estudantes entrem no mundo real com ferramentas adequadas à tarefa. Se os jovens dentistas entrarem na sua profissão assumindo ingenuamente que a medicina dentária é "apenas mais um negócio", a profissão está em perigo.

Vantagens

As redes sociais (e outros sites) também são úteis na partilha de links, popups e banners que conduzem o potencial cliente diretamente ao site da clínica. Para a maioria dos doentes, a Internet é uma das primeiras fontes de informação a consultar, tanto para a pesquisa de sintomas e tratamentos como para os médicos locais, bem como para estabelecer contactos com outros doentes. Sítios Web bem concebidos podem ajudar os médicos a satisfazer muitas destas necessidades potenciais dos seus doentes. Um sítio Web interativo e de fácil utilização, com um design intuitivo, que sirva como uma boa fonte de informação para o público, é uma plataforma inteligente e útil, que permite aos pacientes avaliar a equipa dentária, informar sobre os serviços prestados na clínica e ler sobre as experiências de outros pacientes, comparando assim estes factores com outros consultórios concorrentes. O sítio deve ser atualizado com novas informações e artigos sobre descobertas científicas na área da medicina dentária.

Desvantagens

Um dentista pode ser responsabilizado por não empregar esforços razoáveis para manter a privacidade do paciente, a menos e até que o paciente renuncie a ela. O pessoal e os consultores devem ser instruídos de que os nomes dos pacientes e as informações sobre o tratamento dos pacientes não devem ser discutidos em qualquer meio de comunicação social. Essa limitação inclui referências a pacientes sem nome se a identidade do paciente puder ser estabelecida pelas informações publicadas. Uma vez que um dentista é responsável por todos os funcionários, tais discussões por parte do pessoal, mesmo fora de horas, podem resultar em responsabilidade para o dentista que não tenha ou não tenha aplicado esforços razoáveis de confidencialidade. Outro inconveniente dos meios de comunicação digitais é o facto de os doentes poderem exprimir a sua opinião sobre o tratamento que receberam, mas os médicos estarem limitados na sua capacidade de resposta. Para além da ilegalidade, parece geralmente pouco ético responder a uma crítica negativa de um doente em público, dado o papel importante que a confidencialidade desempenha na confiança da relação médico-doente.

ASPECTOS FINANCEIROS DA GESTÃO DE UMA CLÍNICA DENTÁRIA

A medicina dentária é uma profissão nobre, que presta cuidados de saúde no que respeita à cavidade oral. Mas não nos esqueçamos porque é que as pessoas escolhem a área da medicina dentária, como qualquer outra profissão. A esperança de que o seu trabalho árduo seja financeiramente compensador. Uma vez terminada a sua licenciatura e pós-graduação, dependendo da sua escolha, no final do dia, será necessário lançar e gerir a sua clínica dentária. E, como qualquer outro negócio independente, é fundamental que seja encarado com mais cautela do que outros empregos da comunidade médica, uma vez que o progresso ou retrocesso da sua clínica dependerá não só das suas competências, mas também da forma como gere as suas capacidades financeiras.

O conhecimento de que está a manter as suas despesas sob controlo e de que tem muitas reservas para extrair dá-lhe uma sensação de confiança de estar na direção certa ao gerir a sua clínica.

É da maior importância que os materiais que compra, o pessoal que contrata e a decoração geral do seu consultório dentário sejam comparáveis à forma como planeia gerir o seu estabelecimento. Não é viável se estiver a utilizar os mais recentes aparelhos de medicina dentária e a atender um número mínimo de pacientes, cobrando-lhes menos. Isto também pode ajudar a perceber se a sua clínica precisa de outro rececionista ou assistente quando o atual pode desempenhar as suas funções com facilidade. Os materiais utilizados, desde a escolha do compósito até à empresa de implantes, devem ser cuidadosamente avaliados. Se utilizar o mais recente compósito nanotecnológico da 3m e o seu paciente não estiver disposto a pagar mais do que por uma restauração de amálgama, isso afectará negativamente as suas finanças.

Com um conhecimento das suas despesas, pode também refletir sobre as alterações que pretende fazer no seu consultório em termos de fluxo de pacientes, horário de trabalho, escolha da localização do consultório, bem como sobre a força e a produtividade do seu pessoal. Um conhecimento deficiente do equilíbrio financeiro prejudicaria e stressaria o seu consultório, por muito que se esforçasse, e seria uma azáfama constante descobrir as coisas em movimento. Pode ser bastante desmotivador descobrir porque é que a clínica está continuamente a sofrer perdas; não está a conseguir as finanças ideais com que sonhou quando começou a sua carreira, e o efeito que isso pode ter no seu equilíbrio trabalho-vida.

Parâmetros financeiros

Nos parâmetros financeiros, a rentabilidade e a produtividade de uma clínica são determinadas através do seguinte cálculo:

NP = TO-OE (NP = Resultado líquido num mês; TO = Volume de negócios num mês e OE = Despesas de saída num mês)

As despesas de saída incluem os pagamentos de salários e honorários profissionais ao pessoal, bem como o total das despesas com materiais, eletricidade, telefone, laboratório, manutenção, etc.

- *Resultado líquido depois de impostos:* De acordo com as taxas de imposto aplicáveis, o resultado líquido após impostos é calculado.
- *Cálculo da produtividade da hora através da fórmula:* Volume de negócios total num mês/número total de horas de trabalho num mês. Isto ajuda a compreender o valor de cada hora passada no consultório. Isto é útil por várias razões. Pode ajudar a decidir os salários do pessoal, a desenvolver políticas

para aumentar a rendibilidade através do aumento do horário de trabalho, etc.

GESTÃO DO TEMPO NA PRÁTICA CLÍNICA

A gestão do tempo é a capacidade de planear o tempo de forma mais eficaz, de modo a tornar-se mais produtivo. A importância da gestão do tempo no tratamento de doentes pediátricos não precisa de ser sublinhada. Muitas vezes, apenas alguns de nós têm a paciência e a capacidade de gerir tanto a criança como o tempo que temos nas mãos.

O planeamento e a organização desempenham um papel muito importante na realização de um determinado conjunto de tarefas. Toda a imprevisibilidade humana pode causar estragos mesmo com os melhores planos e organização na clínica. Por isso, é importante manter a mente calma e concentrar-se nas coisas sobre as quais temos controlo. Pode poupar-se tempo valioso se se tiver em conta alguns factores. Alguns factores a ter em conta são os seguintes

Planear o tempo antes do início do tratamento da criança:

A preparação dos pais e a conquista da confiança das crianças exigem tempo. Gastar tempo para conseguir a cooperação da criança é um investimento de tempo. A maioria dos procedimentos dentários pediátricos não são demorados, mas podem sê-lo em crianças que não cooperam.

Preparação dos pais:

Explicar aos pais que, nas primeiras visitas, a equipa dentária precisa de mais tempo para avaliar a cooperação da criança e modificar o seu comportamento; assim, apenas alguns procedimentos simples, rápidos e traumáticos (tirar radiografias, aplicações de flúor, pequenas restaurações, etc.) podem ser realizados. Educar os pais na primeira visita da criança e instruí-los para acalmar os medos da criança, dizendo-lhe que o dentista vai limpar o dente com um duche e não mencionando coisas dolorosas como injecções, extracções, etc. Quando a criança estiver familiarizada com o ambiente dentário e o seu comportamento for adequado a tratamentos extensos e prolongados, o mesmo continuará. Nessa altura, o dentista também terá decidido se deve manter os pais no consultório ou separá-los da criança; se a criança é passível de distração, elogios, etc.

Peça aos pais para não alimentarem a criança imediatamente antes de a levarem ao dentista. As crianças têm tendência a engasgar-se e a sentir-se desconfortáveis. Em alguns casos, pode ser necessário tomar antieméticos.

Dizer aos pais para não se comprometerem com a criança sobre a natureza do tratamento ou o tempo necessário para o mesmo.

Preparação na clínica:

O tratamento dentário de crianças requer um trabalho de equipa no consultório dentário. A rececionista, os médicos e os assistentes devem estar concentrados para trabalhar de forma eficiente e eficaz.

Seguem-se as considerações para o pessoal:

1. Ajude a reduzir a ansiedade da criança, cumprimentando-a bem, conversando um pouco com ela e elogiando-a por alguma coisa.
2. Informar o dentista sobre o estado de espírito da criança.
3. Conservar todos os registos anteriores e o armamento necessário para o procedimento programado. Manter um número suficiente de conjuntos de instrumentos esterilizados e prontos a utilizar.
4. O tempo morto (tempo necessário para a anestesia atuar, tempo necessário para a criança se enxaguar, etc.) pode ser utilizado para a preparação da cadeira, ou seja, para retirar materiais, instrumentos, fazer bolinhas de algodão, etc.
5. Delegar-lhes procedimentos que consomem muito tempo, tais como preencher e arquivar papéis de processos, obter assinaturas de consentimento e pagamentos, recuperar registos.
6. Formar o pessoal para trocar de funções, se necessário.
7. É preferível ter pessoal a mais do que a menos.
8. Todos os compromissos devem ser agendados e confirmados com antecedência. É necessário fazer um acompanhamento constante das marcações para verificar se tudo está a correr como previsto.

Gestão do tempo pelo dentista:

Seguem-se algumas dicas para aumentar a eficiência do trabalho numa clínica pediátrica:

1. É aconselhável manter uma sessão separada de pacientes pediátricos numa semana para procedimentos de tratamento numa clínica dentária geral movimentada, de modo a fazer as alterações necessárias no planeamento das consultas, na decoração da clínica

e no funcionamento.

2. De preferência, marque uma nova criança logo após uma criança condicionada e deixe-a observar o tratamento da criança cooperante.
3. Manter as primeiras consultas tão breves quanto possível, limitadas a um check-up ou apenas a um pequeno trabalho de tratamento com flúor e, ao mesmo tempo, avaliar o nível de cooperação da criança.
4. Investir mais tempo nas primeiras sessões para estabelecer uma relação com a criança. O resultado será uma criança condicionada que levará muito menos tempo mais tarde.
5. Distrair a criança, permitindo-lhe ver um filme de desenhos animados na televisão durante o tratamento dentário. O tratamento de uma criança distraída é menos demorado.
6. Utilizar materiais que demorem menos tempo, tais como ionómeros de vidro modificados com resina para obturações e seringas pré-cheias de hidróxido de cálcio e pasta de iodofórmio para pulpectomia. A técnica da seringa de pressão também é bastante mais recente. Utilizar apoios para a boca sempre que necessário, uma vez que ajudam a movimentar os instrumentos para dentro e para fora da boca.
7. Descobrir o tempo médio necessário para efetuar um determinado procedimento.
8. Praticar a dentisteria de 6/8 mãos: pode e deve ser dada ajuda sob a forma de dentisteria de 6/8 mãos para minimizar o tempo de boca aberta. O tempo de boca aberta deve ser reduzido de modo a evitar a fadiga e também ajuda a poupar o tempo utilizado para enxaguar. O pessoal auxiliar deve ser treinado para antecipar as necessidades do dentista e fornecer a assistência necessária sem a necessidade de repetir repetidamente e sem ser um obstáculo na execução do tratamento.
9. Praticar a medicina dentária por quadrantes: dividir o plano de tratamento de acordo com os quadrantes e marcar a consulta de acordo com a urgência do tempo de tratamento disponível.
10. Durante o tratamento de um dente em particular, completar o trabalho principal no mesmo quadrante ao mesmo tempo. Se o tratamento estiver a ser feito sob anestesia local, o trabalho torna-se muito mais fácil e rápido. Pode ser feita uma combinação de obturações, pulpectomias, coroas e extracções no mesmo quadrante. Também podem ser efectuados selantes de fossas e fissuras na arcada superior e inferior.
11. Evitar chamadas telefónicas indesejadas, representantes médicos, comerciantes nos dias de maior movimento.

12. Aprender e praticar a técnica de gestão de crianças, que, por si só, é uma grande poupança de tempo. Fazer uma pausa: alguns minutos para se refrescar a si próprio e ao pessoal ajudam a evitar a fadiga e a prevenir erros.
13. O tempo gerido é sempre produtivo, e o tempo não gerido é frequentemente frustrante. A maioria dos procedimentos dentários numa criança condicionada demora comparativamente menos tempo do que nos adultos, o que permite ao dentista ver mais pacientes num dia. Também é benéfico para os pais e para a criança, uma vez que é possível realizar mais trabalho num menor número de consultas.

Tal como referido por Griffin, um consultório dentário pediátrico bem sucedido é composto por três sistemas importantes:

1. Sistemas de pessoal
2. Sistemas para doentes
3. Sistemas operacionais

Sistemas de pessoal:

A atividade de gestão e administração de um consultório dentário é complexa. Envolve pessoal da receção, auxiliares dentários, cirurgiões dentistas juniores e, mais importante ainda, pacientes. Diz-se na maioria dos programas de desenvolvimento empresarial, liderança e auto-desenvolvimento que a maior competência de um verdadeiro líder é a forma como lida com as pessoas. Infelizmente, as competências de gestão de pessoas não são ensinadas nas escolas de medicina dentária. Um dentista deve adquirir boas competências de gestão de pessoas para formar uma equipa eficiente para gerir a sua clínica. O papel de todo o pessoal envolvido numa clínica deve ser bem definido.

Auxiliares

Um novo funcionário de uma clínica dentária deve ser orientado para a clínica. Esta orientação pode ser conseguida através de uma lista de verificação, que assegura que cada novo membro do pessoal receberá informações semelhantes. Pode haver um período de formação de aproximadamente 15 dias durante o qual o empregado existente ajuda o novo auxiliar a orientar-se para a clínica. Os benefícios salariais e o salário devem ser claramente definidos, e isso deve ser feito com uma compreensão clara das cobranças, das despesas gerais fixas, dos lucros, etc.

O assistente dentário e o higienista devem ter formação para lidar com crianças. Se não tiverem sido orientados anteriormente para uma clínica pediátrica, deve ser-lhes dada informação adequada aquando da contratação. Deste modo, podem decidir se se adaptam a este tipo de atividade. O desempenho de cada um destes membros da equipa pode ser avaliado e pode ser dado um feedback regular para melhorar ainda mais.

A pessoa que trabalha no balcão de atendimento ou na receção deve ter uma aparência agradável e boas capacidades de comunicação. Deve ter formação para responder pacientemente às perguntas dos doentes e para lidar eficazmente com as pessoas na receção. Em situações controversas, deve ter a capacidade de lidar com as coisas de uma forma subtil e positiva, sem ferir os sentimentos do doente.

Sistemas para doentes:

Uma boa experiência na primeira consulta constitui uma boa base para uma futura relação a longo prazo com os pacientes e os pais.

Para evitar que os novos pacientes fiquem perturbados, a primeira consulta deve ser marcada para uma altura em que o consultório esteja calmo.

A equipa do consultório pode dar atenção extra ao novo paciente e aos pais para desenvolver a melhor relação. Uma marcação informatizada de consultas pode evitar confusões e sobreposições de consultas. Com a Internet e os telemóveis, é possível tentar enviar lembretes automáticos de mensagens curtas com a gravação das marcações. Uma marcação de consultas eficaz pode fazer a diferença no consultório dentário. Pode deixar a grande maioria dos pacientes e pais satisfeitos ou irritados. Quando as necessidades do paciente e do pessoal dentário são satisfeitas, o ambiente torna-se satisfatório e gratificante.

Comunicação com os doentes:

A componente mais importante da comunicação com os doentes é ouvir. O dentista pediátrico deve ouvir com empatia e paciência as questões e preocupações dos pais e dos doentes. As instruções do dentista devem ser claras e específicas. Sempre que necessário, são dadas instruções por escrito. A maioria dos pais julga um consultório, aceita o tratamento e encaminha outros com base mais nos bons sentimentos do que na qualidade da medicina dentária recebida. Por conseguinte, deve ser desenvolvido um sentimento de confiança entre os pais e os pacientes e a equipa dentária.

Programas preventivos:

Programas preventivos organizados e eficazes são caraterísticas de um bom consultório dentário. Os pais e os pacientes devem obter informações sobre educação para a saúde no consultório. A educação para a saúde deve ter como objetivo a prevenção de futuras doenças dentárias. As brochuras de educação para a saúde podem ser utilizadas para divulgar informações sobre a medicina dentária preventiva.

Sistemas operacionais:

Os sistemas operacionais de um consultório dentário são o motor do mesmo. Inclui os seguintes componentes que funcionam de forma coerente e sem complicações.

Sistemas de recolha:

Os sistemas eficazes de chamada de atenção proporcionam um fluxo contínuo de pacientes para o consultório. O sistema mais eficiente é aquele em que a próxima consulta de higiene é marcada com 6 meses de antecedência, após a conclusão da consulta atual. É enviado um postal de recordação aos pacientes 3 a 4 semanas antes da consulta. A responsabilidade da receção é telefonar e marcar a consulta de forma conveniente para o paciente. Um sistema informatizado de marcação de consultas pode facilmente gerar estes lembretes.

Políticas de produção e de pagamento:

A revisão mensal e semanal do volume de negócios ou da produção deve ser avaliada regularmente. As revisões de tese sobre a produção ajudam o dentista a analisar a sua prática. Os pagamentos efectuados pelos pacientes devem ser controlados periodicamente e reclamados. O pagamento dos salários e das despesas gerais fixas deve ser efectuado de forma organizada.

Monitores de prática:

É essencial efetuar uma análise mensal do número de pacientes antigos e de pacientes novos. Isto ajuda o médico a monitorizar a sua prática. As receitas geradas com base no tipo de procedimento devem ser geradas todos os meses. Em seguida, o dentista pode analisar as áreas de nicho e trabalhar para expandir a sua prática nessa área. Isto permite que o dentista tenha um caminho de crescimento. Os consultórios dentários bem geridos utilizam os números como ferramentas de gestão e as decisões são baseadas em factos e números e não em suposições.

Gestão informatizada dos dados dos registos dos pacientes:

É necessário utilizar um formulário normalizado para registar a história pessoal e a história médica e dentária anterior. No entanto, todos os registos médicos e dentários devem ser informatizados. Está disponível um bom software de gestão de consultórios dentários e um desses softwares, amplamente utilizado na Índia por muitos consultórios líderes, é o Densoft.

Aquisição e manutenção de equipamentos:

As compras de material dentário e de outro material de escritório devem ser registadas. Sempre que possível, o material de escritório é comprado a granel. Isto, por sua vez, pode poupar aproximadamente 10% do total das despesas num ano. Estes preços podem ser cruzados com dois ou três fornecedores alternativos para obter um bom negócio. A manutenção do equipamento dentário deve ser efectuada regularmente.

Prática dentária pediátrica para o século XXI:

Como afirmam Weyland Lum e Stephen Wei, o sucesso numa clínica dentária é uma medida subjectiva. Para alguns, significa um grande consultório com um rendimento bruto muito elevado. Para outros, significa um consultório pequeno e tranquilo numa cidade pequena. Independentemente da ideia que cada um tem do que é o sucesso, este só pode ser alcançado quando as necessidades pessoais e profissionais de cada um são satisfeitas. Por conseguinte, é essencial que cada odontopediatra defina o que pretende. E é preciso lembrar que aproximadamente 25% da população da Índia é constituída por crianças, o que representa um quarto de bilião. Por conseguinte, o âmbito de uma prática dentária pediátrica está na mente do dentista pediátrico

LISTA DE CONTROLO PARA A CRIAÇÃO DE UMA CLÍNICA DENTÁRIA PELA DIRECÇÃO-GERAL DOS ESTABELECIMENTOS DE SAÚDE PRIVADOS (DGPHE)

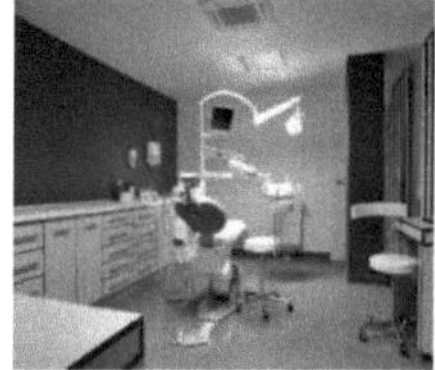
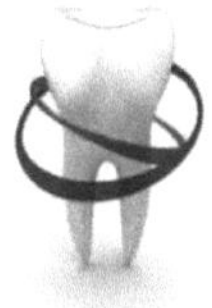
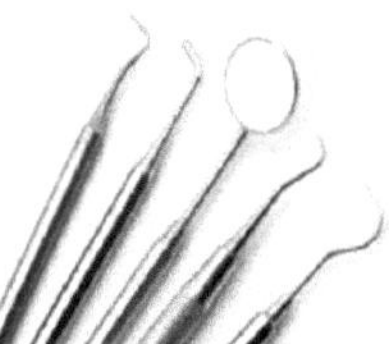

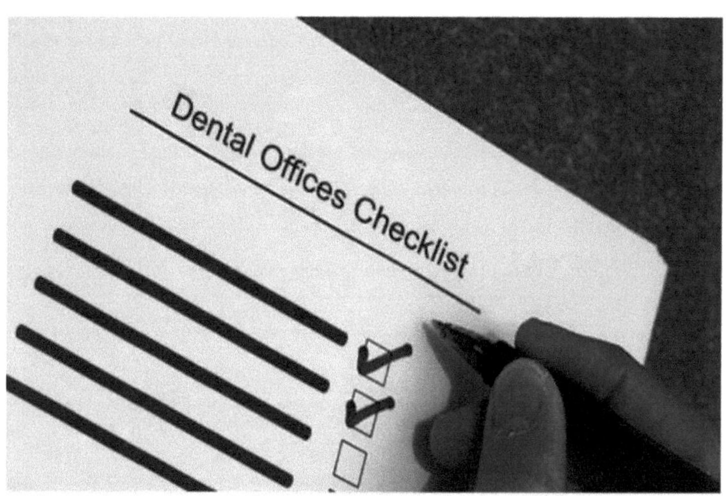

- A clínica dentária deve ser administrada de forma a garantir serviços de saúde de elevada qualidade, reconhecendo simultaneamente os direitos dos pacientes.
- As instalações dentárias devem ser limpas e corretamente mantidas e dispor de iluminação e ventilação adequadas. O espaço atribuído a uma determinada função ou serviço deve ser adequado às actividades realizadas.
- Em geral, a clínica dentária inclui, pelo menos, os seguintes elementos:

1- Zona de receção com vista para a sala de espera

2- Área de espera separada com espaço não inferior a 3m x 3m

3- Casa de banho (mínimo de duas) uma para homens e outra para mulheres

4- Quarto dentário com uma área não inferior a 14 metros quadrados (3,5 m x 4 m)

5- Sala de esterilização (se houver mais do que uma sala de operações dentárias)

6- Sala do compressor (pequena), para o compressor e a máquina de aspiração

7- Despensa suja (divisão pequena)

8- Área designada para a recolha de resíduos, quer seja uma pequena sala ou um contentor especial com fechadura

- A disposição física da clínica dentária deve ser organizada de modo a assegurar uma limpeza fácil. O chão, as paredes e o teto da sala de tratamentos dentários devem ser feitos de material liso e não poroso que não permita o alojamento de sujidade, micro e macro organismos.
- Na sala de dentistas, as linhas curvas devem ser suaves e sem ângulos.
- Todas as tubagens e condutas de cabos devem ser colocadas sob o pavimento e sair do pavimento nas posições adequadas
- O sistema dentário deve incorporar/ter um coletor de amálgama incorporado para reduzir a poluição.
- Contrato local válido para a manutenção da unidade dentária e do equipamento.

- O rácio de pessoal dentário deve basear-se na atividade da clínica dentária. Em geral, para cada dentista autorizado a prestar serviços dentários a um doente, deve estar disponível pelo menos um assistente dentário (AD) ou um enfermeiro registado (RN) com o dentista.

1.0 Área de receção e registos médicos

S.N	Item		Comment
1.1	Desk with chair. The chair should be covered with suitable material (easy to be cleaned)		
1.2	Computer (desk top) with installed electronic medical record system and with internet facility		
1.3	Printer		
1.4	Telephone		
15	Shelf with racks for clinic reports		
1.6	Suggestions Box		
1.7	Notice Board		
1.8	Foot controlled waste bin with black bags for normal waste		

2.0 Zonas de espera

S.N	Item		Comment
2.1	Suitable hygienic plastic blinds Curtains (in all rooms of the dental facility)		
2.2	Appropriate chairs or seats for waiting patients and attendants suitable for health facility (hygienic and easy tobe cleaned)		
2.3	Side tables		
2.4	Shelves for oral health educational materials		
2.5	Foot controlled waste bins with black bags for normal Wastes		

3.0 Sala de operações dentárias

S.N	Items	Quantity	Specification
3.1 General			
3.1.1	Dental cabinet		With sink for disinfection and washing of dental instruments and wash basin for hands washing. Should be attached to the wall and sealed well Cabinet should be made of suitable material (metallic or laminated wood) with suitable top (Granite, Laminated wood or acrylic) Two options when purchasing new cabinetry for dental offices, Commercially manufactured dental cabinets, or local custom made cabinets according to the specifications
3.1.2	Wash basin and instruments sink		Wash basin: Large enough and with curved sides to contain and reduce splashes and allow staff to perform accepted hand hygiene techniques. Should be sited close to where clinical procedures are carried out, easily accessible and not sited behind curtain rails, trolleys or chairs. Sink: Large enough, deep to allow instrument soaking and washing. Should be sited in the zone of high contamination in the dental room or outside the room in the

					sterilization Room
3.1.3	Water taps for the sinks				Taps should enable the user to turn them off without contaminating hands i.e. elbow operated or sensor. Swan neck taps should be avoided as they do not empty fully after use.
3.4 Equipment					
3.4.1 Complete Dental System:					
3.4.1.1	**Dental Chair**	,,			With adjustable height, adjustable inclination/declination, adjustable head rest,
					auto-zero positioning, movable arm rest and foot controlled chair movement
3.4.1.2	**Dental Operating Light**	,,			Shadow-less halogen lamp illumination
3.4.1.3	**Dental Unit with the following:**				
	- 2 NOS air rotor turbine	,,			
	- 1 NO electric motor	,,			
	- 1NO ultrasonic (piezomatic) Scaler	,,			
	- 2 NOS 3 in 1 air-water syringe with outlets (one for operatorand one for assistant)	,,			

	- Clean Water System	,,			With non-retraction valve
	- Cuspidor Spittoon	,,			With intermittent wash linked with cup fillerwith automatic levelling and separate water system (operator and assistant control)
	- Salivary ejector	,,			
	- High volume suction	,,			
	- Adjustable bracket table	,,			With autoclavable instrument tray
3.4.1.4	**Handpieces:**	,,			
	- High-speed turbine hand-piece (fully autoclavable)	3			
	Low-speed Contra-angle hand-piece (fully autoclavable)	3			
	- Low-speed Straight hand-piece (fully autoclavable)	2			
	Ultrasonic Scaler hand-piece(fully autoclavable)	2			
3.4.1.5	**Tips:**				
	- Autoclavable stainless steel tips for the 3 in 1 syringes	6			
	Large diameter autoclavable stainless steel suction tips for the high volume suction	2			
	2 sets of autoclavable scaler				

	tips,each set comprised of 3 different shapes (total of 6 tips)	6			
	- Autoclavable scaler tip-remover (key)	2			
3.4.1.6	**Compressor:**	1			Oil free with air dryer
3.4.1.7	**Suction machine:**	1			Noise reduced, with amalgam separator
3.4.1.8	**Mobile instrument cabinet:**	1			With 4 drawers and instrument inserts (dental instrument trolley)
3.4.1.9	**Mobile stools**	2			Mobile stool for operator, adjustable
					height with adjustable back. Mobile stool for assistant, adjustableheight with swinging arm.
3.4.2	**Autoclave**	1			Bench-top with vacuum pump type Class BFully automatic function To use fresh distilled water for everysterilization cycle To have automatic drying cycle uponcompletion of the sterilization cycle To have an LCD monitoring systemreporting on machine status throughout all the processing cyclesand errors To have option of adding printer ifneeded

3.4.3	**Amalgamator**	1			For amalgam, glass ionomer cements and other pre-dosed dental materials, Capsule typewith safety Lid
3.4.4	**Polymerization Light Unit**	1			Specific for dental applications with built in radiometer for monitoring the light intensity
3.4.5	**Intra-Oral / Dental X-ray Unit**	1			DC, wall mounted dental x- ray unit, should be accessible (minimum 180 cm)
3.4.6	**Intra-Oral / Dental X-ray Developer /Digitizer (manual / automatic)**	1			
3.4.7	**X-ray viewing box**	1			For the mounting and viewing of x-ray films. To be able to accept all sizes of x-ray films
3.4.8	**Lead Apron**	1			
3.4.9	**Thyroid collar**	1			
3.4.10	**Ultrasonic bath (optional)**	1			A simple and easy to operate, with suitabledisinfectant solution for cleaning of dental Instruments
3.4.11	**Water distiller**	1			Bench top with distillate reservoir
3.4.12	**Medicine refrigerator**	1			
3.4.13	Local valid contract for maintenance of the equipment				
3.5 Instruments					
3.5.1 Diagnostic:					
3.5.1.1	Mouth Mirror Handle.	6			
3.5.1.2	Mouth Mirror Heads No. 5 (or similar)	6			

3.5.1.3	Probe Right Angle.	6			
3.5.1.4	Cotton Plier (tweezers), College #317	6			
3.5.2 Dental Oral Surgical:					
3.5.2.1	2.2 ML Dental Cartridge Syringe.	4			
3.5.2.2	Anti-needle stick device (Jenker)	1			
3.5.2.3	Howarth's Periosteal Elevator.	2			
3.5.2.4	Surgical Bone File.	1			
3.5.2.5	Bone Rongeur. Universal.	1			
3.5.2.6	Artery Forceps Straight.	2			
3.5.2.7	Artery Forceps Curved.	2			
3.5.2.8	Austin's Retractor.	1			
3.5.2.9	Needle Holder. 15 cm.	2			
3.5.2.10	Swann Morton scalpel handle	2			
3.5.2.11	Suction Nozzle Frazier 5 mm.	2			
3.5.3 Extraction Forceps:					
3.5.3.1	Upper Anterior (adult).	2			
3.5.3.2	Upper Anterior (child).	2			
3.5.3.3	Upper Root.	2			
3.5.3.4	Upper Premolar.	2			
3.5.3.5	Upper Molar (right).	2			
3.5.3.6	Upper Molar (left).	2			
3.5.3.7	Upper Molar (child, universal)	2			
3.5.3.8	Lower Anterior (adult).	2			
3.5.3.9	Lower Anterior (child).	2			
3.5.3.10	Lower Premolar.	2			
3.5.3.11	Lower Root.	2			
3.5.3.12	Lower Molar (adult).	2			

3.5.3.13	Lower Molar (child).	2			
3.5.4 Elevators:					
3.5.4.1	Coupland (NO.1)	2			
3.5.4.2	Coupland (NO.2)	2			
3.5.4.3	Coupland (NO.3)	2			
3.5.4.4	Cryer (Right)	2			
3.5.4.5	Cryer (Left)	2			
3.5.4.6	Warwick James (Straight)	2			
3.5.4.7	Warwick James (Right)	2			
3.5.4.8	Warwick James (Left)	2			
3.5.5 Conservation:					
3.5.5.1	Excavator, small	3			
3.5.5.2	Excavator, medium	3			
3.5.5.3	Excavator, large	3			
3.5.5.4	Plastic Filling Instrument Double-Ended	3			
3.5.5.5	Amalgam Plugger, small	3			
3.5.5.6	Amalgam Plugger, medium	3			
3.5.5.7	Amalgam Carver	3			
3.5.5.8	Burnisher, small	3			
3.5.5.9	Burnisher, medium	3			
3.5.5.10	Matrix Clamp (Ivory Type With Lateral Shields)	2			
3.5.5.11	Matrix Clamp Tofflemire	3			
3.5.5.12	Matrix system retainerless (automatrix) starter pack. (optional)	1			
3.5.5.13	Amalgam carrier (Metal	3			

	Tip, Straight)With External Spring Mechanism				
3.5.5.14	Amalgam carrier (Metal Tip, Curved) With External Spring Mechanism	3			
3.5.5.15	Dycal Applicator	4			
3.5.5.16	Endodontic KIT/ Box – Complete (Sterilisable)	1			
3.5.5.17	Endodontic ruler and measuring Instrument	2			
3.5.5.18	Rubber Dam (Complete Kit)	1			
3.5.5.19	Spatula For Cement Mixing	3			
3.5.5.20	Glass Slab (Small)	3			
3.5.5.21	Dappen's Glass – Clear	2			
3.5.6 Periodontal & Scaling:					
3.5.6.1	Probe-CPITN	2			
3.5.6.2	Probe Periodontal (Williams)	2			
3.5.6.3	Hand Scaler (Anterior)	1			
3.5.6.4	Hand Scaler (posterior)	1			
3.5.6.5	Universal Periodontal Curette	2			
3.5.7 Miscellaneous:					
3.5.7.1	Kidney- Dish	3			
3.5.7.2	Instruments tray, Stainless Steel, Autoclavable	3			
3.5.7.3	Bur stand/rack/box	2			
3.5.7.4	Mouth probe set of 3	1			

3.5.7.5	Instrument Cleaning Brush	1			
3.5.7.6	Bur Cleaning Brush (Metal Tip)	1			
3.5.7.7	Yellow sharp container	2			
3.5.7.8	Protective Eye-Wear / Goggles (Patient / Staff)	2			
3.5.7.9	Protective Eye-Wear Against High Intensity Light	2			

Consumíveis dentários

S.N	Item	Quantity			Comment
3.6.1 Disposable items:					
3.6.1.1	Disposable syringes, different sizes, packet	1			
3.6.1.2	Mixing pad papers universal waxed, packet	1			
3.6.1.3	Cotton rolls absorbent (large), packet	2			
3.6.1.4	Cotton rolls absorbent (small), packet	2			
3.6.1.5	Cotton pellets absorbent, packet	1			
3.6.1.6	Gauze non-woven. 5cmx5cm (suitable size for postextraction packs, packet	3			
3.6.1.7	Saliva ejector disposable, packet	1			
3.6.1.8	Suction aspirator tube for high volume suction with adaptor,packet	1			
3.6.1.9	Paper napkin medium green one side poly-coated, packet	3			
3.6.1.10	Disposable patient bibs with absorbent cellulose cover	3			
3.6.1.11	Plastic or paper disposable Cups for patients	1			
3.6.1.12	Dental floss, NO.	1			
3.6.1.13	Disposable cover NO.1for light handles, control panels andswitches, packet	1			
3.6.1.14	Disposable cover NO.2 for motors and 3 in 1 syringes, packet	1			
3.6.1.15	Sterilization Pouch for instruments packing, packet	1			
3.6.1.16	Hand-pieces Lubricating Spray, can	1			

	3.6.3 Conservative materials:				
3.6.3.1	5% Sodium fluoride varnish. No.	2			
3.6.3.2	Light cure fissure sealant. Kit.	1			
3.6.3.3	Hard setting calcium hydroxide. Kit.	1			
3.6.3.4	Eugenol-free temporary cement with calcium hydroxidefor temporary crown and bridge, pack of base and catalyst. Kit.	1			
3.6.3.5	Glass ionomer filling restorative material. Kit.	1			
3.6.3.6	Kalzinole liquid (zinc oxide-euginol cement). Bottle.	1			
3.6.3.7	Kalzinole powder (zinc oxide-euginol cement). Bottle.	1			
3.6.3.8	Luting cement. Kit.	1			
3.6.3.9	Light-cure Composite Restorative Material. Kit.	1			
3.6.3.10	Amalgam Capsules, different sizes. Packet.	1			
3.6.3.11	Melinex polyester transparent strips straight extra thinwidth 10mm with plain end. Packet.	1			
3.6.3.12	Cellulose acetate crown formers kit, assorted (optional).Packet.	1			
3.6.3.13	Dental burs, assorted. No.				
3.6.3.14	Dental wedge assorted sizes. Packet.	1			
3.6.3.15	Articulating paper strips, thin, wide enough, straight,both side blue. Packet.	1			
3.6.3.16	Prophylaxis rubber polishing cup (medium white).Packet.	1			
3.6.3.17	Finishing strips medium, 4mm width, half fine grit, halfwith coarse grit. Packet.	1			
3.6.3.18	Metal abrasive strips with one side coated.	1			

	Packet.				
3.6.3.19	Matrix band stainless steel for ivory retainers. Packet.	1			
3.6.3.20	Matrix band thin stainless steel for tofflemire retainers.Packet.	1			
3.6.3.21	Alginate Impressions. Packet.	1			

3.6.3.23	Impression trays, assorted. Packet.	1			
3.6.3.24	Mixing Bowl for alginate impression mixing. No.	1			
3.6.3.25	Alginate mixing spatula. No.	1			
3.6.3.26	Silk Sutures. 3/0. Curved Cutting 1/2 Circle. Packet.	1			
3.6.3.27	Surgical Blades, Size 13 and size 15. Packet.	1			
3.6.3.28	Prophy-paste with fluoride medium/coarse grit single useassorted flavours. Box.	1			
3.6.3.29	Stainless steel wire, round, soft, for oral surgery 0.4 mm.Reel/coil.	1			
3.6.3.30	Disposable dental needle short 27 g X 25 mm. Packet.	1			
3.6.3.31	Disposable dental needle long 27 g X 35 mm. Packet.	1			
3.6.3.32	X- Ray films periapical child. Packet.	1			
3.6.3.33	X- Ray films periapical. Packet.	1			
3.6.3.34	X- Ray films bite wing. Packet.	1			
3.6.3.22	Secondary impression material (silicone). Packet.	1			

	3.6.4 Infection control:				
3.6.4.1	Antimicrobial Liquid soap chlorhexidine gluconate (Hydrex4%) for all hand washing sink	,,			
3.6.4.2	Wall mounted dispenser for antimicrobial solution	,,			
3.6.4.3	Alcohol based hand rub in the dental rooms, sterilizationrooms and on entrance and exit of the facility	,,			
3.6.4.4	Poster promoting hand rub available and displayed in areasvisible to staff before and after patient contact	,,			
3.6.4.5	Soft absorbent paper towels (tissue roll) at all hand washingsinks	,,			
3.6.4.6	Wall mounted dispenser for the tissue rolls	,,			
3.6.4.7	Biohazard labelled yellow bags with 150 microns thicknessfor the medical wastes	,,			
3.6.4.8	Black bags for normal wastes	,,			
3.6.4.9	Sharp bins (sharp containers)	,,			
3.6.4.10	Designated area for waste collection locked and inaccessibleto the public with Waste containers for clinical waste bags collection	,,			
3.6.4.11	Blood spill kit with instructions to use	,,			
3.6.4.12	Non sterile (examination) gloves with appropriate size	,,			
3.6.4.13	Sterile (surgical) gloves with appropriate size	,,			
3.6.4.14	Long sleeves gowns	,,			
3.6.4.15	Instrument disinfectant	,,			
3.6.4.16	Surface disinfectant/surface wipes	,,			

3.6.4.17	Impression disinfectant	,,			
3.6.4.18	Suction disinfectant	,,			
3.6.4.19	Chemical indicators for autoclave monitoring, strip indicatorclass 5 or 6 for pouches and Bowie-Dick test for autoclave	,,			

POLÍTICAS E LICENÇAS

LICENÇA COMERCIAL PARA CLÍNICA DENTÁRIA: PROCESSO E DOCUMENTAÇÃO

A licença comercial é concedida para o exercício de actividades comerciais por um motivo específico. Esta licença abrange vários tipos de actividades, incluindo as clínicas dentárias. A licença comercial é o último recurso de exigência legal para a clínica dentária. Uma Licença Comercial para Clínica Dentária não pode ser emitida até à emissão de outras licenças, como o registo ao abrigo da lei do estabelecimento clínico, Fire NOC, etc. Este blogue explora em pormenor as necessidades legais em torno da Licença Comercial para Clínica Dentária.

A licença comercial gira em torno do conceito de proteção do interesse público contra as más práticas comerciais. A licença comercial garante que o titular da licença cumpre as disposições prescritas e não prejudica a saúde pública. A licença comercial para clínicas dentárias é um requisito obrigatório

Importância da licença comercial para qualquer empresa

Os factores críticos para a necessidade de emissão de uma licença de comércio em qualquer empresa são os seguintes

- A licença comercial visa proteger o interesse público, atenuando os riscos para a saúde decorrentes das actividades comerciais.
- A licença comercial abrange um leque variado de actividades, incluindo estabelecimentos de restauração, cuidados de saúde e **FBO**[1]. Todos estes tipos de negócios são obrigados a seguir as diretivas da Corporação Municipal publicadas de tempos a tempos.
- A licença de comércio tem por objetivo conter a zona de comércio das empresas para preservar o interesse público. A maior parte das empresas situadas numa zona residencial, exceto as clínicas de saúde, não podem beneficiar desta licença.

Requisitos da licença comercial para clínicas dentárias

Apresentamos de seguida o conjunto de requisitos legais que devem ser cumpridos para a criação de uma clínica dentária na Índia. Note-se que a concessão de uma licença comercial não seria possível sem o cumprimento destes requisitos.

Normas mínimas para a abertura de uma clínica dentária na Índia

O quadro seguinte apresenta as normas mínimas que são essenciais para a abertura de uma clínica dentária na Índia

Space Area relating to one dental chair	Includes Common and Operatory Areas	100 Sq. ft/single chair Dental unit
Standard Area	Space for waiting area, reception, toilets etc.	35 sq. ft
Operatory	Dental Chair Unit, including biomedical waste & washing area	60 sq. ft carpet area for one dental chair
	Ancillary area/space for dark room, storage, sterilisation, provision of suction sterilisation and compressed air	30 per cent of the carpet area for one dental chair

Quadro 7: Normas para clínicas dentárias na Índia

Requisitos para a disponibilidade de mobiliário e equipamento

Cada clínica é obrigada a satisfazer as exigências mínimas em matéria de disponibilidade de mobiliário e de equipamento. A quantidade dos seguintes requisitos mencionados abaixo varia de acordo com a dimensão do local de trabalho para garantir melhores cuidados aos pacientes -

- Caixas com código de cores para o BMW de acordo com os regulamentos estatais
- Frigorífico pequeno
- Lavatório
- Tubos luminosos / CFL / Lâmpadas
- Fãs
- Telas/cortinas
- Carrinho de instrumentos
- Maca
- À espera de bancos/cadeiras
- Almirah
- Cadeiras
- Mesas de escrita
- Computador básico e impressora

Lista de equipamentos essenciais Emissão de licença comercial para clínica dentária

A lista de equipamento essencial para abrir uma clínica dentária e requerer uma licença de comércio é a seguinte

- Cadeira dentária equipada com motor pneumático/rotor pneumático/micromotor
- Compressor
  - Autoclave
  - Esfigmomanómetro
  - Estetoscópio
  - Garrafa de oxigénio com saco Ambu
  - Unidade de aspiração

Medicamentos essenciais de emergência

Os medicamentos a seguir mencionados devem ser obrigatoriamente armazenados em todas as clínicas dentárias para fins médicos de emergência

- Ampola de glicose / dextrose-25%
- Esponja hemostática
- Etamisilato
- Lorazepam
- Albuterol/Salbutamol
- Anti-histamínico (difenidramina ou clorfenramina)
- Nitroglicerina
- Hidrocortisona
- Efedrina
- Atropina
- Epinefrina
- Oxigénio

Documentos para obter uma licença comercial para uma clínica dentária

Os documentos a seguir mencionados são os documentos necessários para o processo de candidatura à emissão da Licença de Comércio para Clínica Dentária -

- Prova de identificação do requerente, como caderneta bancária, DL, PAN
- Comprovativo de morada do requerente, tal como caderneta bancária, DL, PAN
- Fotografias do requerente (tamanho de passaporte)
- Certificado de registo de clínica/local de trabalho concedido ao abrigo da ***lei relativa aos estabelecimentos clínicos***
- Recibo do imposto predial
- Certificado de não objeção do serviço competente
- Prova de arrendamento no local de trabalho, como a escritura de venda, o

contrato de arrendamento e a escritura de locação.

. Incêndio NOC

- Licenças de gases medicinais/ Lei dos Explosivos
- Licença de espírito
- Licença de transporte (se disponível)

- Licenças de gestão de resíduos biomédicos

O procedimento para requerer uma licença de comércio

Segue-se o procedimento pormenorizado para obter uma licença comercial da respectiva Corporação Municipal na Índia

Etapa 1: Apresentação do formulário

Em primeiro lugar, o requerente deve registar-se na Corporação Municipal no portal governamental adequado. Além disso, o candidato deve apresentar o formulário de candidatura devidamente preenchido.

Passo 2: Carregar os documentos padrão

O candidato deve apresentar os documentos exigidos acima mencionados no formato prescrito, que devem ser auto-atestados.

Etapa 3: Fornecer a taxa aplicável

Depois de concluir os requisitos de preenchimento, avance para a secção de pagamento para fornecer as taxas aplicáveis. O portal gera o número do recibo de candidatura imediatamente após a apresentação da taxa. Certifique-se de que anota o mesmo para referência futura.

Etapa 4: Inspeção dos documentos e do pedido

Uma vez apresentado, o formulário de candidatura, juntamente com os documentos, é enviado para o serviço de controlo. Neste departamento, os funcionários competentes examinam o pedido e os documentos atestados para detetar erros.

Etapa 5: Recusa ou aceitação do registo

Com base no resultado do processo de verificação, a empresa municipal pode aceitar ou recusar a concessão da licença comercial. Em ambos os casos, o requerente em causa deve ser informado pela autoridade através de contacto registado.

Renovação da licença de comércio da MCD Health

A nova **licença de comércio no sector da saúde da** Corporação Municipal de Deli (MCD) é válida por um ano. O prazo de validade estende-se a cinco anos para a renovação subsequente. A renovação tardia implica pesadas sanções, pelo que é aconselhável renovar esta licença atempadamente.

Ao requerer a renovação, a DMC pode solicitar ao titular da licença a seguinte documentação

- Cópia auto-atestada da licença de comércio sanitário
- Avisos de pagamento dos últimos exercícios financeiros
- As últimas receitas do imposto predial
- KYC do proprietário da empresa

Brief Guidelines for Obtaining Licence/Registration for operation of Medical Diagnostic X-ray Equipment through e-LORA

It is mandatory for all users/owners of medical diagnostic x-ray equipments to obtain Licence/Registration from AERB for Operation of the equipment as per Atomic Energy (Radiation Protection) Rules 2004. Here are the simple steps to help you in obtaining the requisite licence/registration through e-LORA

Step-1 : Register Your Institute

Visit our website www.aerb.gov.in and click on the button eLORA. It will redirect you to the eLORA home page. Use the "Register Institute" option to submit the application for Institute Registration. (USERNAME and PASSWORD will be sent to your email address after processing of application). Detailed Guidelines for Institute Registration are available in e-LORA home page.

Step-2A: Obtain Licence for operation of existing medical diagnostic x-ray equipment
(for equipment existing/ installed prior to January, 2015)

To obtain the Licence/Registration for existing medical diagnostic x-ray equipment ***(existing/ installed prior to January, 2015)*** follow the sequence;

1. *Declare the existing equipment(s)*: Click on "Declare Existing X-ray Equipment" and declare all existing X-ray equipments one by one.
2. *Record of Licence/Registration*: If you have valid AERB Licence/Registration against any of the declared equipment, click on "Record Licence for operation of X-ray Equipment" and record the same by uploading a scanned copy of Licence/Registration.
3. *Apply for Licence/Registration*: If you have not obtained Licence/ Registration from AERB for any equipment, apply for the same by clicking "Licence for Operation of Existing Equipment".

Step-2B: Licence for operation of new medical diagnostic x-ray equipment

To obtain the Licence/Registration for new medical diagnostic x-ray equipment follow the sequence

1. *Obtain Procurement Permission*: Obtain permission from AERB for procurement of new x-ray equipment
2. *Apply for Licence/Registration for operation*: Apply and obtain license/registration for operation of your new x-ray equipment. You will be able to apply for the licence/registration, as soon as the supplier submits the installation report to AERB through eLORA.

***NOTE*: Detailed guidelines for obtaining regulatory consents through e-LORA is available in the 'Help" menu which can be accessed when you log in to your e-LORA account.** *Prior to applying for Licence/ registration please ensure the following:*

(i) Add safety tools through Add Instrument in Instrument Management, (ii) add radiation worker and their role (operator/medical practitioner) through Add Employee in User Management.

Prepare a sketch of room layout (1:50 scale) of each x-ray room (not applicable for Radiography (mobile), C-Arm, O-Arm, Dental (Intra-oral) and Dental (Hand -held) X-ray equipment).

Additional requirements for Computed Tomography and Interventional Radiology Facilities: Ensure that approved RSO (Radiological Safety Officer) is available in your institution.

Quadro 8: Quadro com orientações para a obtenção de registo para a exploração de radiografias médicas de diagnóstico

CONCLUSÃO

A medicina dentária para crianças não é difícil, mas é diferente da dos adultos. Por conseguinte, a gestão da clínica dentária pediátrica também será diferente da de um adulto. Com esta compreensão básica, uma equipa de pessoal eficiente e bem treinada, uma instalação dentária pediátrica exclusiva e bem concebida e uma abordagem positiva e centrada no paciente, o dentista pediátrico pode prestar, de forma eficiente e confortável, cuidados dentários de qualidade aos seus pacientes infantis

Um odontopediatra recém-licenciado que pretenda abrir uma clínica dentária terá um conhecimento limitado da gestão da clínica, uma vez que esta não é ensinada como parte do currículo.

Não só as necessidades ambientais das crianças são diferentes, como também o consultório dentário deve incentivar a sensação de cuidado e familiaridade. Ao conceber um consultório dentário pediátrico, é necessário ter em conta as necessidades em constante evolução, os conceitos e os desenhos mais recentes que devem ter em conta as necessidades das crianças especiais. As medidas de controlo das infecções devem ser rigorosamente respeitadas e, se for necessário introduzir alterações, como no caso de uma pandemia, devem ser efectuadas as alterações necessárias. As políticas, os actos e as normas de licenciamento diferem consoante o local de exercício da profissão e devem ser seguidos em conformidade. Além disso, o médico pode também procurar melhorar a sua clínica, obtendo a acreditação de organismos normalizados como a NABH, a ISO, etc. O odontopediatra também precisa de se manter atualizado com as tendências actuais em termos de materiais, técnicas, software e equipamentos e sistemas de gestão de resíduos em uso.

A gestão do tempo na prática dentária pediátrica é crucial, uma vez que as necessidades e a tolerância de cada criança podem variar. Deve ser planeado um sistema eficaz de marcação de consultas com base na idade da criança e nos requisitos clínicos, com margem para flexibilidade. Com um conhecimento básico dos aspectos acima mencionados, um dentista pediátrico pode, assim, estabelecer uma estrutura dentária abrangente e prestar cuidados de qualidade aos seus pacientes infantis.

BIBLIOGRAFIA

1. SHIVA, M.U.T.H.U.M.S.K.U.M.A.R. (2022) *Pediatric dentistry: Princípios e prática* 3ª ed. S.l.: ELSEVIER INDIA.
2. Kupietzky, A. e Wright, G.Z. (2021). O Triângulo de Tratamento da Odontopediatria.
3. Dean, J.A. *et al.* (2016) *McDonald and Avery's dentistry for The child and adolescent.* St. Louis, MO: Elsevier.
4. Cruz-Fierro N, Vanegas-Farfano M, Gonzalez-Ramirez MT. Terapia assistida por cães e ansiedade dentária: Um estudo piloto. Animals (Basel). 2019; 9(8). https://doi.org/10.3390/ani9080512 PMID: 31370328
5. Kline JA, Fisher MA, Pettit KL, Linville CT, Beck AM. Ensaio clínico controlado de terapia canina versus cuidados habituais para reduzir a ansiedade do paciente no departamento de emergência.
6. Cracknell D, White MP, Pahl S, Nichols WJ, Depledge MH. Biota marinha e bem-estar psicológico: A Preliminary Examination of Dose-Response Effects in an Aquarium Setting (Um exame preliminar dos efeitos dose-resposta num ambiente de aquário). Environ Behav. 2016; 48 (10): 1242-69. https://doi.org/10.1177/0013916515597512 PMID: 27818525
7. Asokan, A. *et al.* (2016) "A survey of the dentist attire and gender preferences in dentally anxious children," *Journal of Indian Society of Pedodontics and Preventive Dentistry,* 34(1), p. 30. Disponível em: https://doi.org/10.4103/0970- 4388.175507.
8. Schaie KW. Dimensionamento da associação entre cores e tons de humor. Am J Psychol 1961;74:266-73.
9. Schaie KW. Um estudo de Q-sort sobre a associação entre cor e estado de espírito. J Proj Tech 1996;25:341- 6.
10. Nolan RF, Dai Y, Stanley PD. Uma investigação da relação entre a escolha da cor e a depressão medida pelo Inventário de Depressão de Beck. Percep Mot Skills 1995;81:1195-200
11. Shapiro M, Melmed RN, Sgan-Cohen HD, Eli I, Parush S. Efeito comportamental e fisiológico da adaptação sensorial do ambiente dentário na ansiedade dentária das crianças. Eur J Oral Sci 2007;115:479-483.
12. Prabhakar AR, Marwah N, Raju OS. A comparison between audio and audiovisual distraction techniques in managing anxious pediatric dental patients. J Indian Soc Pedod Prev Dent. 2007 Oct-Dec;25(4):177-82. doi: 10.4103/09704388.37014.

PMID: 18007104

13. Miranda S, Bulcão J, Dultra C. Propaganda e publicidade em odontologia: avaliação dos aspectos éticos envolvidos. RBOL - Braz J Legal Dent. 2015;2(1):53-67. doi: 10.21117/rbol.v2i1.21.

14. Lucietto DA, Sagaz SM, Zasso FM, Freddo SL. Marketing para a saúde: conceitos, possibilidades e tendências. Revista Tecnológica. 2015 Ago;3(2):30-51

15. Miranda G, Radicchi R, Daruge Júnior E. Análise de sites de cirurgiões-dentistas sobre aspectos éticos e legais relacionados à publicidade. Rev Bras Odontol. 2013;70(1): 80-4.

16. Lima A, Cruz R, Silva R. Análise dos perfis de clínicas odontológicas e dentistas em duas redes sociais quanto aos aspectos éticos, de publicidade e propaganda. RBOL - Braz J Legal Dent. 2016;3(2):66-73. doi: 10.21117/rbol.v3i2.

17. Lucietto DA, Sagaz SM, Zasso FM, Freddo SL. Marketing para a saúde: conceitos, possibilidades e tendências. Revista Tecnológica. 2015 Ago;3(2):30-51

18. Sponchiado Júnior EC, Lopes LPB, Marangoni SM. A aplicação do marketing na área odontológica. J Educ Theories Pract. 2017 jul-set;16(1):10-4.

19. Medeiros F, Lima V. Marketing de Relacionamento: Uma Vantagem Competitiva para os Profissionais da Odontologia. R FARN. 2001 Jul-Dez;1(1):33-44.

20. Sassi C, Francesquini Júnior L, Fernandes M, Picapedra A, De Bragança D, Daruge Júnior E. Uso efetivo do marketing odontológico no campo cooperativo uruguaio. Actas Odontol. 2011 Jul;8(1):5-13

21. Paim AP, Camargo, AC, Silva ACM, Nóbrega FM, Cardoso MC. Marketing em Odontologia. Revista de Biociências. 2004;10(4):223-9

22. Kampf G, Todt D, Pfaender S, et al. Persistência de vírus corona em superfícies inanimadas e sua inativação com agentes biocidas. *J Hosp Infect.* 2020;104(3):246-251. doi: 10.1016/j.jhin.2020.01.022. DOI: [PMC free article] [PubMed] [CrossRef] [Google Scholar]

23. Ather A, Patel B, Ruparel NB, et al. Doença do coronavírus 19 (COVID-19): implicações para os cuidados dentários clínicos. *J Endod.* 2020;46(5):584-595. doi: 10.1016/jjoen.2020.03.008. DOI: [PMC free article] [PubMed] [CrossRef] [Google Scholar]

24. Saber AM, El-Housseiny AA, Alamoudi NM. Tratamento restaurador atraumático e restauração terapêutica provisória: uma revisão da literatura. *Dent J.* 2019;7(1):28-38. doi: 10.3390/dj7010028. DOI: [PMC free article] [PubMed] [CrossRef] [Google

Scholar]

25. Carvalho T-S, Ribeiro T-R, Bonecker M, et al. A abordagem do tratamento restaurador atraumático: uma alternativa "atraumática". *Med Oral Patol Oral Cir Bucal.* 2009;1(14):668-673. doi: 10.4317/medoral.14.e668. DOI: [PubMed] [CrossRef] [Google Scholar]
26. Shah S, Bhaskar V, Venkatraghavan K, et al. Fluoreto de diamina de prata: uma revisão e aplicações actuais. *J Adv Oral Res.* 2014;15(1):25-35. doi: 10.1177/2229411220140106. DOI: [CrossRef] [Google Scholar]
27. Galui S, Pal S, Pabale SL, et al. Alargando novos limites da prevenção de cáries com diamino fluoreto de prata: uma revisão da literatura. http://www.ijpedor.org/ text.asp?2018/3/1/1/227953 *Int J Pedod Rehabil.* 2018;3(1):1-4. doi: 10.4103/ ijpr.ijpr_32_17. DOI: . [CrossRef] [Google Scholar]
28. Altoukhi DH, El-Housseiny AA. Técnica de Hall para molares primários cariados: uma revisão da literatura. *Dent J.* 2020;8(1):1-10. doi: 10.3390/dj8010011. DOI: [PMC free article] [PubMed] [CrossRef] [Google Scholar]
29. Batool G, Iyad H. A técnica Hall em odontopediatria: uma revisão da literatura e um relato de caso "all Hall" com um acompanhamento de 24 meses. *Stoma Edu J.* 2017;4(3):208-217.doi: 10.25241/stomaeduj.2017.4(3).art.6. DOI: [CrossRef] [Google Scholar]
30. Ganesh M, Dhaval. P. Agentes de remoção de cáries quimiomecânicos (CMCR): revisão e aplicação clínica em dentes decíduos. http://www.academicjournals.org/ JDOH *JDent OralHyg.* 2011;3(3):34-45. [Google Scholar]
31. Mithra NH, Abhishek M. Chemomechanical caries removal: a conservative and pain-free approach. *Adv Res Gastroentero Hepatol.* 20 17;5(3):69-71. doi: 10.19080/ARGH.2017.05.555666. DOI: [CrossRef] [Google Scholar]
32. Academia Americana de Odontopediatria. Terapia pulpar para dentes permanentes primários e imaturos. O manual de referência de odontopediatria. 20192020. pp. 353-361.\
33. Mortazavi M, Mesbahi M, Azar MR, et al. Pulpotomia com MTA em molares primários: um estudo prospetivo. *Res JBiolSci.* 2009;4(5):1-5. [Google Scholar].
34. Wilson B, Joseph J, Bharadwaj P, et al. Gestão de espaços em dentisteria pediátrica. *JDen Pana.* 2014;1(2):68-76. doi: 10.15636/jdp/2014/v1i2/5842. DOI: [CrossRef] [Google Scholar]

35. Diangelis AJ, Andreasen JO, Ebeleseder KA. Diretrizes para a gestão de lesões dentárias traumáticas: 1. fracturas e luxações de dentes permanentes. *Pediatr Dent.* 2017;39(1):401-411. doi: 10.1111/j.1600-9657.2011.01103.x. DOI: [PubMed] [CrossRef] [Google Scholar]

36. Andersson L, Andreasen JO, Day P, et al. Diretrizes para o tratamento de lesões dentárias traumáticas: 2. avulsão de dentes permanentes. *Pediatr Dent.* 2017;39(2):412-419. doi: 10.1111/j.1600-9657.2012.01125.x. DOI: [PubMed] [CrossRef] [Google Scholar]

37. Caprioglio A, Pizzetti GB, Zecca PA, et al. Gestão de emergências ortodônticas durante 2019-NCOV. *Prog Orthod.* 2020;21(10):1-4. doi: 10.1186/s40510-020-00310-y. DOI: [PMC free article] [PubMed] [CrossRef] [Google Scholar]

38. Cochran MA, Miller CH, Sheldrake MAT. A eficácia do dique de borracha como barreira à propagação de microrganismos durante o tratamento dentário. *J Am Dent Assoc.* 1989;119(1):141-144. doi: 10.14219/jada.archive.1989.0131. DOI: [PubMed] [CrossRef] [Google Scholar]

39. Eggers M, Koburger-Janssen T, Eickmann M, et al. In vitro bactericidal and virucidal efficacy of povidone-iodine gargle/mouthwash against respiratory and oral tract patho pathogens. *Infect Dis Ther.* 2018;7(2):249-259. doi: 10.1007/s40121- 018-0200-7. DOI: [PMC free article] [PubMed] [CrossRef] [Google Scholar]

40. Cagetti M.G., Cairoli J.L., Senna A., Campus G. Surto de COVID-19 no norte de Itália: uma visão geral da medicina dentária. Um inquérito por questionário. *Int J Environ Res Publ Health.* 2020;17 [PMC free article] [PubMed] [Google Scholar]

41. Tuñas I.T.C., Silva E.T., Santiago S.B.S., Maia K.D., Silva-Junior G.O. Coronavirus disease 2019 (COVID-19): uma abordagem preventiva para a odontologia. *Braz Dent J.* 2020;77 [Google Scholar]

42. Reis V.P., Maia A.B.P., Bezerra A.R., Conde D.C. O novo normal da odontologia: revisão das recomendações para a retomada do atendimento odontológico durante a pandemia de COVID-19. *Braz Dent J.* 2020;77 [Google Scholar]

43. Ferrazzano G.F., Ingenito A., Cantile T. Doença COVID-19 em crianças: o que os dentistas devem saber e fazer para evitar a propagação viral. O ponto de vista italiano. *Int J Environ Res Publ Health.* 2020;17 [PMC free article] [PubMed] [Google Scholar]

44. Amorim L.M., Maske T.T., Ferreira S.H., Santos R.B., Feldens C.A., Kramer P.F. Novos protocolos de biossegurança pós-COVID-19 em odontopediatria. *Pesqui Bras*

em Odontopediatria Clínica Integr. 2020;20 [Google Scholar]

45. Gomes R.L., Pedrosa M.S., Silva C.H.V. Tratamento odontológico restaurador em tempos de COVID-19. *Rev Gaúcha Odontol.* 2020;68 [Google Acadêmico]
46. Bhanushali P., Katge F., Deshpande S., Chimata V.K., Shetty S., Pradhan D. COVID-19: Tendências de mudança e o seu impacto no futuro da medicina dentária. *Int Dent J.* 2020 [PMC artigo gratuito] [PubMed] [Google Scholar]
47. Napimoga M.H., Freitas A.R.R. Odontologia versus coronavírus da síndrome respiratória aguda grave 2: como enfrentar esse inimigo RGO. *Re v Gaúcha Odontol.* 2020;68 [Google Acadêmico]
48. Ilyas N., Agel M., Mitchell J., Sood S. Pandemia de COVID-19: a primeira vaga - uma auditoria e orientação para a odontopediatria. *Br Dent J.*2020;228:927-931. [PMC free article] [PubMed] [Google Scholar]
49. Maia A.B.P., Reis V.P., Bezerra A.R., Conde D.C. Recomendações para gerenciamento e mitigação do aerossol gerado pelo uso de instrumentos rotatórios de alta velocidade durante a epidemia de COVID-19: uma revisão integrativa. *Braz Dent J.* 2020;77 [Google Scholar]
50. Paglia L. COVID-19 e odontopediatria após o confinamento. *Eur J Paediatr Dent.* 2020;21:89. [PubMed] [Google Scholar]
51. Jayaraman J., Dhar V., Moorani Z., Donly K., Tinanoff N., Mitchell S. Impacto da COVID-19 na prática dentária pediátrica nos Estados Unidos. *P ediatr Dent.* 2020;42:180-183. [PubMed] [Google Scholar]
52. Al-Halabi M., Salami A., Alnuaimi E., Kowash M., Hussein I. Avaliação das diretrizes dentárias pediátricas e das alternativas de gestão da cárie no período pós-COVID-19. *Um Crit Rev Clin Recomm Eur Arch Paediatr Dent.* 2020;21:543-556. [PMC free article] [PubMed] [Google Scholar]
53. Jurema A.L.B., Rocha R.S., Mailart M.C., Souza M.Y., Gonçalves S.E.P., Caneppele T.M.F. Protocolos de controle de contaminação e estratégias para otimizar a prática clínica em Odontologia Restauradora durante a pandemia de COVID-19. *Braz Dent Sci.* 2020;23:1-10. [Google Acadêmico].
54. Campagnaro R., Collet G.O., Andrade M.P., Salles J.P.S.L., Fracasso M.L.C., Scheffel D.L.S. Pandemia de COVID-19 e odontopediatria: medo, hábitos alimentares e percepções de saúde bucal dos pais. *Criança Jovem Serv Rev.* 2020 no prelo. [PMC free article] [PubMed] [Google Scholar]
55. Yang F., Yu L., Qin D., Hua F., Song G. Consulta online e gestão de emergências

em odontopediatria durante a epidemia de COVID-19 em Wuhan: um estudo retrospetivo. *Int J Paediatr Dent.* 2021;31:5-11. [PMC artigo gratuito] [PubMed] [Google Scholar]

56. Martins-Júnior P.A., Coutinho D.C.O., Paiva S.M. Implicações para os profissionais de odontologia no atendimento de pacientes pediátricos. *Evid Base Dent.* 2020;21:54-55. [PMC free article] [PubMed] [Google Scholar]
57. Cianetti S., Pagano S., Nardone M., Lombardo G. Model for taking care of patients with early childhood caries during the SARS-Cov-2 pandemic. *Int J Environ Res Publ Health.* 2020;17:3751. [PMC free article] [PubMed] [Google Scholar]
58. Achmad H., Djais A.I., Syahrir S., Inayah Y., Wiwik Elnangti W., Fitri A. Impacto da COVID-19 em odontopediatria: uma revisão da literatura. *Int J Phys Res.* 2020;(Supl 1):830-840. [Google Scholar]
59. Bahramian H., Gharib B., Baghalian A. Considerações sobre a COVID-19 em odontopediatria. *JDR Clin Trans Res.* 2020; 5: 307-311. [PubMed] [Google Scholar]
60. BaniHani A., Gardener C., Raggio D.P., Santamaría R.M., Albadri S. Poderá a COVID-19 mudar a forma como gerimos as cáries nos dentes decíduos? Implicações actuais na Odontopediatria. *Int J Paediatr Dent.* 2020;30:523- 525. [PubMed] [Google Scholar]
61. Casamassimo P.S., Townsend J.A., Litch C.S. Odontopediatria durante e após a COVID-19. *Pediatr Dent.* 2020;42:87-90. [PubMed] [Google Scholar]
62. Mallineni S.K., Innes N.P., Raggio D.P., Araujo M.P., Robertson M.D., Jayaraman J. Doença por coronavírus (COVID-19): caraterísticas em crianças e considerações para os dentistas que prestam os seus cuidados. *Int J Paediatr Dent.* 2020;30:245-250. [PMC free article] [PubMed] [Google Scholar]
63. Shah S. COVID-19 e odontopediatria - ultrapassando os desafios. Uma revisão narrativa. *Ann Med Surg.* 2020; 58: 22-33. [Artigo gratuito PMC] [PubMed] [Google Scholar]
64. Cagetti M.G., Angelino E. Poderá o SARS-CoV-2 perturbar a utilização de tratamentos não invasivos e minimamente invasivos em odontopediatria? *Int J Paediatr Dent.* 2021;31:27-30. [PMC free article] [PubMed] [Google Scholar]
65. Academia Americana de Odontopediatria Utilização de anestesia local em pacientes dentários pediátricos. *Pediatr Dent.* 2017;39:266-272. [PubMed] [Google Scholar]
66. Conselho de Revisão da Academia Americana de Odontopediatria (AAPD).

Prescrição de radiografias dentárias para bebés, crianças, adolescentes e indivíduos com necessidades especiais de cuidados de saúde. *AAPD Ref Man.* 2017;39:205-207. [PubMed] [Google Scholar]

67. Sprang G., Silman M. Posttraumatic stress disorder in parents and youth after health-related disasters (Perturbação de stress pós-traumático em pais e jovens após catástrofes relacionadas com a saúde). *Disaster Med Public Health Prep.* 2013;7:105-110. [PubMed] [Google Scholar]

68. Pecoraro L., Carbonare L.D., De Franceschi L., Piacentini G., Pietrobelli A. O impacto psicofísico que a COVID-19 tem nas crianças não deve ser subestimado. *ActaPaediatr.* 2020;109:1679-1680. [PMCfree artigo] [PubMed] [Google Scholar]

69. Velchamy S, Abinaya S, Moses J, Ravindran S. Recent Advancements in Pediatric Dentistry (Avanços Recentes em Odontopediatria). *Ijdsir;20203 (3):503 - 14*

70. Patini R, Staderini E, Cantiani M, Camodeca A, Guglielmi F, Gallenzi P. Anestesia dentária para crianças - efeitos de um sistema de administração controlado por computador na dor e na frequência cardíaca: um ensaio clínico aleatório. *O jornal britânico de cirurgia oral e maxilofacial* 2018;56:744-749.

71. N. Bendre, N. Ebadi, J. J. Prevost e P. Najafirad, "Human action performance using deep neuro-fuzzy recurrent attention model", IEEE Access, vol. 8, pp. 57 749-57 761, 2020.

72. Wismeijer AA, Vingerhoets AJ. A utilização da realidade virtual e do sistema de óculos audiovisuais como técnicas analgésicas adjuvantes: uma revisão da literatura. Ann Behav Med 2005 Dec;30(3):268-278.

73. Shah S. Paediatric dentistry- novel evolvement. Ann Med Surg (Lond). 2017 Dec 14;25:21-29.

74. Kidd EA. Essentials of Dental Caries (3ª ed). EUA: Oxford University Press; 2005. p. 42-44.

75. Schneiderman A, Elbaum M, Shultz T, Keem S, Greenebaum M, Driller J, et al. Avaliação da cárie dentária com transiluminação por fibra ótica de imagem digital (DIFOTI): Estudo in vitro. Caries Res. 1997;31:103-10.

76. Hae-Woong Y, Seung-Hoon Y, Jong-Soo K. Deteção precoce de cáries dentárias iniciais utilizando um DIFOTI. J Korean Acad Paediatr Dent. 2004;31:587-97.

77. Kulkarni N. "Painless Anaesthesia in Pediatric Dentistry: Uma Revisão

Actualizada". Jornal IOSR de Ciências Odontológicas e Médicas (IOSR-JDMS); 2019 (18): 4: 67-71.

78. Kwak EJ, Pang NS, Cho JH, Jung BY, Kim KD, Park W. Administração de anestésico local controlada por computador para anestesia indolor: uma revisão da literatura. *Journal of dental anesthesia andpain medicine* 2016;16:81-88.

79. Hadley J, Young DA, Eversole LR, Gornbein JA. Um sistema hidrocinético movido a laser para remoção de cáries e preparação de cavidades. J Am Dent Assoc 2000;131(6):777-85.

80. Burman A, Nair VVR, Sistla GS, Choudhary T, Gupta S, Bothra S. Minimal Invasive Dentistry: Uma atualização. J Adv Med Dent Scie Res 2021;9(10):67-71.

81. Marty M, Broutin A, Vergnes J-N, Vaysse F. Comparação das percepções dos alunos entre modelos impressos em 3D e modelos em série na sessão prática de odontologia pediátrica. Eur J Dent Educ. 2019;23(1):68-72.

82. Goaz PW, White SC. Exame extra-oral em radiologia oral. Princípios e Interpretação. 3ª ed. St. Louis: CV Mosby; 1994. p. 229-313.

83. Suohu T, Sharma S, Marwah N, et al. Uma Avaliação Comparativa da Perceção da Dor e Conforto de um Paciente Utilizando Seringa Convencional e Sistema Buzzy. Int J Clin Pediatr Dent 2020;13(1):27-30.

84. Saraghi M, Hersh EV. Spray intranasal de tetracaína e oximetazolina para anestesia local maxilar sem injecções. *Medicina dentária geral* 2017;65:16-19. \

85. https://www.facebook.com/1617218441631336/posts/perma-golden-crown- made-in-korea-stainless-steel-available-in-all-sizes/2815084811844687/

86. Bamdadian Z, Pasdar N, Alhavaz A, Ghasemi S, Bijani A. Avaliação comparativa das propriedades físicas e mecânicas de diferentes marcas de coroas de aço inoxidável para molares primários: Um Estudo In Vitro. Acesso Aberto Maced

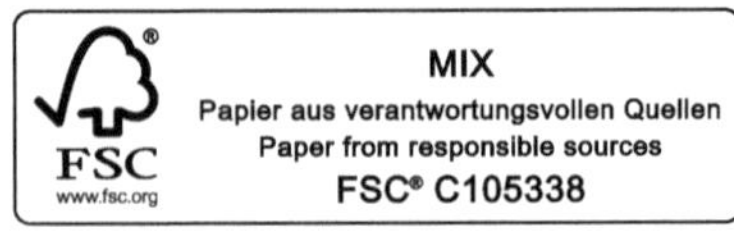

Printed by Books on Demand GmbH, Norderstedt / Germany